Franjo Grotenhermen

Cannabis gegen Krebs

Franjo Grotenhermen

Cannabis gegen Krebs

Der Stand der Wissenschaft und praktische Folgerungen für die Therapie

Geleitwort von Prof. Dr. Burkhard Hinz

NACHTSCHATTEN VERLAG

Impressum

Verlegt durch:
Nachtschatten Verlag AG
Kronengasse 11
CH-4500 Solothurn
T +41 32 621 89 49
F +41 32 621 89 47

info@nachtschatten.ch
www.nachtschatten.ch

2. Auflage 2018

Lektorat: Markus Berger, Felsberg
Layoutkonzept: Nina Seiler, Zürich
Satz: Elena-Maria Bloch, Solothurn
Umschlaggestaltung: Sven Sannwald, Lüterkofen

Druck: Druckerei & Verlag Steinmeier GmbH, Deiningen
Printed in Germany
ISBN 978-3-03788-516-1

Inhalt

Für meine Mutter

Geleitwort

Trotz Jahrtausende währendem Einsatz von Cannabis als Heilmittel ist der medizinische Wissensstand um die Pflanze und ihre Inhaltsstoffe nach wie vor begrenzt. Nach Identifizierung der chemischen Strukturen der beiden wesentlichen pflanzlichen Cannabinoide (–)-Δ9-trans-Tetrahydrocannabinol (THC) und Cannabidiol (CBD) in den 1960er Jahren hat erst der Nachweis eines körpereigenen Endocannabinoid-Systems zu Beginn der 1990er Jahre einen wesentlichen Impetus für eine konsequente Forschung auf diesem Gebiet gegeben.

So wurde auch im Falle der bereits 1975 im Tierversuch beschriebenen hemmenden Wirkung von Cannabinoiden auf das Tumorwachstum die präklinische Forschung auf diesem Gebiet zu Ende der 1990er Jahre wieder aufgenommen. Die Ergebnisse waren und sind beachtlich: Pflanzliche, synthetische wie auch endogene Cannabinoide vermitteln im Laborversuch in vitro an Tumorzellen verschiedenster Entitäten wie auch in vivo im Tierversuch eine Vielzahl krebshemmender Wirkungen. Die in diesem Zusammenhang beschriebenen Effekte reichen von der Hemmung der Tumorzellproliferation und der Induktion des Tumorzelltods (Apoptose, Autophagie, immunologisch vermittelte Tumorzell-Lyse), über die Unterdrückung der Tumorzellausbreitung (Invasivität/Metastasierung) und Tumorangiogenese bis hin zur Aufhebung von Resistenzmechanismen gegenüber klassischen Chemotherapeutika. An Zellkultur- und Tiermodellen durchgeführte Untersuchungen meines Rostocker Instituts fokussierten hierbei insbesondere auf die Mechanismen krebshemmender Eigenschaften von CBD, einem nicht-psychoaktiven Inhaltsstoff der Cannabis-Pflanze.

Wenngleich die Ergebnisse der bisher durchgeführten Laborversuche durchaus optimistisch stimmen, lassen sich zum Erfolg oder Misserfolg eines möglichen therapeutischen Einsatzes von Cannabinoiden zur Tumortherapie derzeit keine belastbaren Prognosen abgeben. In der Tat haben in der Vergangenheit viele neue, in präklinischen Untersuchungen hoffnungsvoll erschienene antineoplastische Wirkstoffe den translationalen Sprung in die Klinik nicht geschafft, da sie beim Patienten nicht die vermutete Wirkstärke zeigten.

Ein kleiner überschaubarer Anfang in Richtung klinische Testung von Cannabinoiden bei malignen Tumorerkrankungen scheint sich derzeit abzuzeichnen. So erhielten – auf Basis entsprechender präklinischer Untersuchungen – die pflanzlichen Cannabinoide THC und CBD aus Extrakten von *Cannabis sativa* L. im Jahre 2016 die Orphan-Designation für die Therapie des Glioms. Die in Form einer Pressemitteilung skizzierten Ergebnisse einer bislang unpublizierten explorativen Phase-II-Studie an Patienten mit Glioblastoma multiforme lassen aufhorchen: Bei Patienten, die mit THC und CBD zusätzlich zu einer bestehenden Chemotherapie behandelt wurden, war die Ein-Jahres-Überlebensrate signifikant erhöht im Vergleich zu Patienten, denen ein Scheinmedikament (Placebo) zusätzlich zur Chemotherapie verabreicht wurde.

Mit dem vorliegenden Buch hat Herr Dr. Grotenhermen die aktuelle wissenschaftliche Datenlage zu diesen Themen in strukturierter und für Laien sehr verständlicher Form dargestellt. Dabei gelingt es ihm auf eindrucksvolle Weise, die Balance zwischen übertriebenen Erwartungen und vollständiger Negierung eines möglichen therapeutischen Potenzials zu finden. Das Buch bietet allen, die an diesem derzeit noch durch die experimentelle Forschung dominierten Thema Interesse haben, eine wertvolle Quelle der Information. Es steht zu hoffen, dass die bestehende und durch dieses Buch fortgesetzte Diskussion um »Cannabis gegen Krebs« auch eine zeitnahe Konzeption und Durchführung kontrollierter klinischer Studien zur Testung der Wirksamkeit von Cannabinoiden bei verschiedenen Tumoren fördern wird.

Rostock, im Juli 2017
Prof. Dr. Burkhard Hinz

Für jedes komplexe Problem gibt es eine einfache Lösung,
und die ist die falsche.

Umberto Eco, Das Foucaultsche Pendel

Vorwort

Dieses Buch ist ein vorläufiges.

Natürlich ist jedes Buch über die Behandlung und Vorbeugung von Erkrankungen vorläufiger Natur. Die Wahrheiten – auch die alternativen – in Medizin und Wissenschaft haben oft eine recht begrenzte Lebensdauer. Das gilt insbesondere auch, wenn wir uns die Dynamik der Erkenntnisse zu den krebshemmenden Eigenschaften von Cannabis und Cannabinoiden der vergangenen Jahre anschauen. In jedem Jahr erfahren wir mehr, und in einigen Jahren wird dieses Buch ein anderes sein.

1987 erkrankte meine Mutter an Krebs.
Ich war als junger Assistenzarzt im Krankenhaus tätig und hatte bis dahin nur wenig Ahnung von Krebstherapie, kannte mich kaum mit alternativen Therapieverfahren aus, und von dem möglichen medizinischen Nutzen von Cannabis hatte ich noch nichts gehört.

Ich habe mich dann zum ersten Mal mit möglichen komplementären Therapieverfahren in der Krebstherapie befasst. Denn meiner Mutter wurde zwar eine Niere mit dem Tumor entfernt, im Entlassungsbericht aus dem Krankenhaus hieß es jedoch, dass »aufgrund des Überschreitens der Nierenkapsel die Prognose entsprechend schlecht« ist. Mit anderen Worten: Die behandelnden Ärzte gingen davon aus, dass meine Mutter die Erkrankung vermutlich nicht überleben werde.

Meine Mutter hat eine Vielzahl von Maßnahmen vor allem in den Bereichen Lebensstil, Ernährung, Nahrungsergänzungsmittel und Stärkung des Immunsystems unternommen. Sie ist nicht an Krebs gestorben, sondern lebt. Der Krebs ist lange vergessen. Niemand kann wissen, ob irgendetwas von dem, was sie damals in ihr Leben integriert hatte, in der Hoffnung, dass es helfen möge, den Krebs zu besiegen, wirklich einen Einfluss auf den Krankheitsverlauf hatte. Wir wissen nicht, warum der

Krebs nicht wiederkam, sie hat aber alles dafür getan, was sie dazu beitragen konnte. Und darum geht es.

Es ist bekannt, dass Cannabinoide krebshemmende Eigenschaften besitzen.

Allerdings stehen wir noch am Beginn der Forschungsreise auf dem Weg zu sicheren Aussagen zum medizinischen Nutzen von Cannabis und Cannabinoiden in der Krebstherapie. Man tut daher gut daran, genau mit der Thematik umzugehen und sich nicht von der Polarisierung zwischen unkritischer Begeisterung und vollständiger Ignorierung des Potenzials einfangen zu lassen.

Ich sammle seit etwa 1,5 Jahren Material für dieses Buch, nicht nur zum Thema Cannabis und Krebs, sondern auch zu anderen komplementären Verfahren. Denn ich wollte nicht nur den aktuellen wissenschaftlichen Stand zum Thema Cannabis und Krebs darstellen, sondern auch einige andere Ansätze skizzieren. Es ist gut und hilfreich, alle sinnvollen Ressourcen der Schulmedizin und der zusätzlichen (komplementären) Medizin zu nutzen, um die Heilungschancen zu verbessern und die Wahrscheinlichkeit für einen Rückfall zu reduzieren. Es ist allerdings nicht immer einfach, sinnvolle Maßnahmen von weniger sinnvollen oder gar schädlichen zu unterscheiden, auch nicht für Ärzte.

Für die Übersicht zur Krebshemmung durch Cannabis und Cannabinoide waren für mich bei der Abfassung des Buches viele Beiträge hilfreich, die ich in den vergangenen 15 Jahren für die IACM-Informationen zum Thema verfasst habe. Da hat sich eine große Datenbank angesammelt, die von den Lesern beispielsweise für Informationen bei bestimmten Krebserkrankungen genutzt werden kann (www.cannabis-med.org/german/bulletin/iacm.php).

Zur Vertiefung in die Materie konnte ich von einigen hervorragenden wissenschaftlichen Übersichten aus dem Jahr 2016 profitieren, die von herausragenden Experten verfasst wurden, darunter von der Arbeitsgruppe um die Professoren Manuel Guzman und Guillermo Velasco von der Complutense Universität in Madrid sowie von der Arbeitsgruppe um Professor Burkhard Hinz von der Universität Rostock.

Für Hinweise zu anderen komplementärmedizinischen Verfahren möchte ich mich herzlich bei Dr. Nicole Weis von der Gesellschaft für

Biologische Krebsabwehr bedanken, insbesondere für die Übersicht zu komplementärmedizinischen Verfahren am Beispiel Brustkrebs. Diese Übersicht zeigt beispielhaft an einer bösartigen Tumorerkrankung, worauf man bei der schulmedizinischen und komplementärmedizinischen Behandlung achten sollte. Viele Informationen können auch bei anderen Krebserkrankungen von Nutzen sein.

Es gibt im Internet einige gute Seiten zu komplementärmedizinischen Verfahren in der Krebstherapie. Vorsicht ist immer angezeigt, wenn die Vertreter bestimmter Theorien oder Verfahren die »wahren Ursachen« für Krebs präsentieren und einfache und einheitliche therapeutische Lösungen für alle Krebsarten anbieten.

Unser menschlicher Körper ist komplex, die Gründe für Krebs sind vielfältig, und es gibt viele gute Ansätze zur Vorbeugung und Therapie.

Das Buch enthält viel wissenschaftliches Hintergrundmaterial und ist daher nicht immer leicht verdaulich. Es ist aber auch nicht notwendig, das Buch von vorn bis hinten durchzulesen, um Cannabis und Cannabinoide sinnvoll nutzen zu können. Jede Leserin und jeder Leser kann einzelne Kapitel herausgreifen, die ihn und sie besonders interessieren, und sich beispielsweise auf die praktischen Kapitel beschränken.

Ich wünsche Ihnen, dass das Buch eine Hilfe und Unterstützung für Sie sein möge, wo immer Sie gerade in Ihrem Leben stehen.

Rüthen, im Juni 2017
Franjo Grotenhermen

Wie alles begann …

Im Jahr 1975 wiesen US-amerikanische Wissenschaftler erstmals nach, dass THC im Tierversuch das Krebswachstum hemmt (Munson et al 1975). Mäuse mit Lungenkrebs wurden 10 oder 20 Tage lang mit verschiedenen Cannabinoiden behandelt (Delta-9-THC, Delta-8-THC, Cannabinol und Cannabidiol). Die Cannabinoide wurden mit der Nahrung verabreicht. Dosisabhängig reduzierten Delta-9-THC, Delta-8-THC und Cannabinol (CBN) das Tumorwachstum und verlängerten das Überleben, während Cannabidiol (CBD) nicht wirksam war.

Diese Ergebnisse wurden in den folgenden Jahren nicht weiter verfolgt. Erst eine Studie aus dem Jahr 1996 änderte das und führte zu einem weltweit zunehmenden Interesse an den möglichen krebshemmenden Eigenschaften von THC und anderen Cannabinoiden.

In einem Tierversuch von Wissenschaftlern des Nationalen Instituts für Umweltgesundheitswissenschaften des Research Triangle Park in Nord-Carolina (USA) mit Ratten und Mäusen fiel auf, dass THC das Krebsrisiko verringerte und das Leben der Ratten deutlich verlängerte (Chan et al. 1996). Eigentlich hatte man im Auftrag des US-amerikanischen Instituts gegen den Drogenmissbrauch untersuchen wollen, ob THC Krebs verursachen kann, wenn es lange und in hohen Dosen gegeben wird. Die Tiere hatten dazu zwei Jahre lang unterschiedlich hohe THC-Dosen erhalten.

Die Ratten erhielten fünfmal in der Woche entweder kein THC, 5 mg, 15 mg oder 50 mg THC pro Kilogramm Körpergewicht als Zusatz zum Futter. Die Mäuse bekamen im gleichen Rhythmus 125 mg, 250 mg oder 500 mg THC. Am Ende der zweijährigen Studie lebten noch 46 Prozent der THC-freien Ratten, während in der Gruppe, die 5 mg THC bekommen hatte, 74 Prozent überlebten. In der 15-mg-Gruppe waren es 68 Prozent und in der 50-mg-Gruppe 66 Prozent. Dies lag überwiegend an der im Vergleich mit der Kontrollgruppe geringeren Krebsrate. Die Anti-Tumor-Wirkungen des THC betrafen mehrere Krebsarten, die häufig bei Mäusen und Ratten gefunden werden, darunter Leberkrebs, Brustkrebs, Hodenkrebs und Krebs der Bauchspeicheldrüse. Auch gutartige Tumoren waren durch THC bei Ratten und Mäusen deutlich reduziert. In einem Kommentar schrieben die Leiter der Studie, dass die geringere Tumorhäufigkeit zum Teil auf dem geringeren Gewicht der Tiere, die THC bekommen hatten, beruht haben könnte. Und weiter: »Dieses sollte nicht von den allgemeinen Anti-Tumor-Wirkungen des THC ablenken, die bei beiden Geschlechtern dieser Tierarten und Rassen beobachtet wurden.«

Immun gegen Krebs: Menschen mit dem Laron-Syndrom

Es gibt eine Gruppe von Menschen mit einem Gendefekt, dem Laron-Syndrom, die nicht an Krebs erkranken (Guevara-Aguirre et al. 2011). Das Verständnis der Gründe eröffnet Möglichkeiten zur Vorbeugung von Krebserkrankungen.

Dr. Jaime Guevara-Aguirre untersuchte seit 1988 Menschen in einer bestimmten Region von Ecuador, die kleinwüchsig waren – im Erwachsenenalter wiesen sie eine Körpergröße von etwa 1,10 bis 1,30 m auf. Wie sich im Laufe der Jahre herausstellte, litten sie an einem genetischen Defekt des Wachstumshormonrezeptors in der Leber, der dazu führt, dass das im Gehirn gebildete Wachstumshormon wirkungslos bleibt, sodass keine Wachstumsfaktoren, wie vor allem IGF-1 (Insulinähnlicher Wachstumsfaktor-1) gebildet werden. Die Menschen bleiben kleinwüchsig. Es gibt auch »Laron-Mäuse« mit einem solchen genetischen Defekt. Das Besondere an ihnen ist, dass sie nicht nur kleiner sind als normale Tiere, sondern besonders lange leben. Statt 2 bis 2,5 Jahre leben diese Tiere 3 bis 3,5 Jahre. Eine Rekordmaus brachte es auf 5 Jahre.

Auf der Erde gibt es vermutlich etwa 300 Menschen mit dem Laron-Syndrom, von denen etwa 100 in Ecuador leben. Langjährige Untersuchungen zeigten, dass in dieser Gruppe nur eine Person an einem nicht tödlichen Krebs erkrankte und keine Fälle von Diabetes (Zuckerkrankheit) auftraten, obwohl viele der Studienteilnehmer übergewichtig waren, ein Risikofaktor für die Entwicklung der Zuckerkrankheit und von Krebs. Die Häufigkeit dieser Erkrankungen bei Familienangehörigen der Betroffenen lag bei 17 Prozent für Krebs und 5 Prozent für Diabetes.

In Labortests reduzierte das Blutserum der Menschen mit Laron-Syndrom nach Zusatz von Wasserstoffperoxid die Zahl der DNA-Brüche, also Schädigungen des genetischen Materials in den Zellen. Das Blut schützte also vor genschädigenden Einflüssen von außen. Wurde das genetische Material schließlich dennoch geschädigt, so fand sich eine erhöhte Zahl von Apoptosen, eine Form des programmierten Zelltods (Selbstmordprogramm der Zelle). Auf diese Weise gehen Zellen mit genetischen Veränderungen bei Menschen mit Laron-Syndrom offenbar frühzeitig im Organismus zugrunde, was vor Krebserkrankungen schützt. Es fanden sich auch verschiedene weitere Veränderungen von Laborwerten, die die

Zellen schützen. Die Wissenschaftler fanden erniedrigte Insulin-Konzentrationen und einen sehr günstigen Zuckerstoffwechsel, was das Fehlen von Diabetes erklären kann.

Professor Valter Longo von der Universität von Kalifornien in Los Angeles untersucht seit vielen Jahren, welche Faktoren das Leben verlängern können. Er war an der Studie in Ecuador beteiligt. Er stellte sich die Frage, wie gesunde Menschen durch ihren Lebensstil die Konzentration von IGF-1, dem offenbar wichtigsten Wachstumsfaktor, und damit das Krebsrisiko reduzieren können. Seine Arbeitsgruppe stellte fest, dass eine Reduzierung der Proteinaufnahme mit einer starken Reduzierung des IGF-1, des Krebsrisikos und der Sterblichkeit verbunden war (Levine et al. 2014). In einer Untersuchung fand er heraus, dass Menschen im Alter zwischen 50 und 65 Jahren mit einer hohen Proteinaufnahme im Vergleich mit Personen, die wenig Proteine aufnahmen, innerhalb der folgenden 18 Jahre eine Vervierfachung des Risikos aufwiesen, an Krebs zu sterben. Dieser Zusammenhang wurde nahezu vollständig aufgehoben, wenn die Proteine aus Pflanzen stammten. Valter Longo empfiehlt daher vor allem eine Reduzierung tierischer Proteine und eine vorwiegend pflanzliche Ernährung.

Neben der Krebsvorbeugung kann nach den Untersuchungen seiner Arbeitsgruppe die Ernährung sowohl günstige Wirkungen auf die Wirksamkeit der Krebstherapie als auch auf die Vermeidung von Rückfällen und sekundären Krebserkrankungen haben. Dabei spielen auch kurzzeitige Fastenperioden eine wichtige Rolle (Brandhorst et al. 2017 [im Druck]).

Krebserkrankungen, Vorbeugung und Behandlung

Krebs und Vorbeugung

In Deutschland erkranken gegenwärtig jährlich etwa 500 000 Menschen an Krebs und 220 000 sterben daran. Vor 1980 starben mehr als zwei Drittel aller Krebskranken an der Erkrankung, während heute mehr als die Hälfte dauerhaft geheilt wird. Die meisten Krebspatienten sterben also nicht an ihrer Krebserkrankung. Die Heilungschance bei jungen Erwachsenen im Alter zwischen 18 und 39 Jahren ist deutlich höher und liegt bei etwa 80 Prozent. Allerdings gibt es hier noch nicht so viele Langzeitstudien. Im Laufe des Lebens erhält jeder zweite Bundesbürger eine Krebsdiagnose.

Erfolgreicher als alle möglichen Therapieverfahren gegen Krebs ist eine wirksame Vorbeugung. Deutlich über die Hälfte aller Krebserkrankungen werden auf einen krebsfördernden Lebensstil zurückgeführt, darunter insbesondere Tabakrauchen, Übergewicht, ungesunde Ernährung, unzureichende Bewegung und Alkoholkonsum. Würden die Bundesbürger ihren Lebensstil grundsätzlich ändern, so könnte die jährliche Krebsrate und die Zahl der Krebstoten mehr als halbiert werden. Allerdings sind Präventionsmaßnahmen für Forscher und Ärzte intellektuell weniger anspruchsvoll, für die Medien nicht so spektakulär und für pharmazeutische Unternehmen auch nicht so lukrativ wie die Entwicklung neuer, oft sehr teurer Therapieverfahren, mit denen man den Krebs und seine Wandlungsfähigkeit zu überlisten sucht und die das Leben oft nur um wenige Monate verlängern können. Daher ist der Stellenwert der Prävention nicht nur vielen Patienten, sondern auch vielen Ärzten nicht in dem notwendigen Maße bekannt.

Krebs zwischen Angst und Sorglosigkeit

Obwohl viele andere Erkrankungen wie beispielsweise Herzinsuffizienz eine schlechtere Überlebensrate als die meisten Krebsarten haben, ist Krebs mit vielen Ängsten und Tabus belegt. Trotz der zunehmend erfolgreicheren Behandlungsmöglichkeiten gilt Krebs in der öffentlichen

Wahrnehmung immer noch als eine im Allgemeinen tödlich verlaufende Erkrankung. Allerdings werden wir immer mit Krebs leben müssen, denn er ist Teil unseres biologischen Erbes. Jede Sekunde teilen sich Millionen von Zellen in unserem Körper, und dabei können Fehler auftreten, die irgendwann zu Krebs führen können. Angesichts einiger leicht vermeidbarer Krebsursachen steht diese Angst in einem bizarren Kontrast zur Sorglosigkeit im Umgang mit einem krebsfördernden Lebensstil. Obwohl Krebs jeden zweiten Bundesbürger im Laufe des Lebens trifft, fühlen sich viele, vor allem junge Menschen, in dieser Hinsicht unbesiegbar und nicht angesprochen – solange eine Krebserkrankung nicht auftritt. Das ist eine tödliche Meisterleistung der menschlichen Verdrängungskunst.

Krebs und Persönlichkeit

In den siebziger Jahren entwickelte sich in den USA eine psychologische Krebstherapie, die auf der Idee beruhte, dass Krebs auf einer falschen Einstellung zum Leben basiere, dass man eine Krebspersönlichkeit haben könne, die depressiv ist und ihre Emotionen nicht ausdrückt. Einige Psychotherapeuten erklärten, dass man Krebs heilen könne, indem man die Haltung der Patienten gegenüber dem Leben ändert. Unter anderem hat dies dazu geführt, dass man den Opfern der Krebserkrankung die Schuld an ihrer Erkrankung gegeben hat oder sie dafür verantwortlich gemacht hat, dass sie nicht geheilt werden konnten, weil sie nicht ausreichend glücklich waren. Obwohl diese Theorie mittlerweile überwiegend als Unsinn betrachtet wird, haben sich noch Reste dieser Idee gehalten.

Andererseits ist es wichtig, den Mut nicht zu verlieren und eine positive Einstellung zu behalten oder zu entwickeln. Verfahren der Psychoonkologie können die Krebsbehandlung unterstützen und helfen, das Krankheitsgeschehen psychisch zu verarbeiten. Es gibt Untersuchungen, die zeigen, dass einsame Krebspatienten eine schlechtere Überlebenschance haben als solche mit einem stabilen sozialen Umfeld. Ein starker Lebenswille und die Unterstützung aus dem Umfeld können dabei helfen, Krebsbehandlungen durchzustehen, auch schwierige Phasen zu überwinden, einen ungesunden Lebensstil zu verändern und aktiv nach Behandlungsoptionen zu schauen. Aber auch Schuldgefühle, Niedergeschlagenheit und Stress nach einer Krebsdiagnose können durchaus günstige

Effekte haben (Castonguay et al. 2017). Sie können dazu beitragen, sich neue Ziele zu setzen und eine Entschlossenheit im Kampf gegen den Krebs zu entwickeln. Negative Gefühle haben daher zwar einen schlechten Ruf, können aber durchaus eine positive Rolle spielen.

Was ist Krebs?

Unter der Sammelbezeichnung Krebs wird eine Gruppe von Erkrankungen zusammengefasst, die mit krankhaftem Zellwachstum einhergeht und der Möglichkeit, in andere Gewebe einzudringen und sich in andere Teile des Organismus auszubreiten, einhergeht. Wir sprechen von bösartigen Tumoren. Es gibt auch gutartige Tumoren. Je nach Einteilung und Differenzierung der Krebsarten kann man von mehr als 100 Krebsarten, mehr als 300 Krebsarten oder gar 1000 Krebsarten sprechen.

Krebszellen sind durch sechs Eigenschaften charakterisiert. Diese Charakteristika sind notwendig, um einen bösartigen Krebs zu verursachen:

- Zellwachstum und Zellteilung ohne korrekte Signale des Körpers
- Anhaltendes Wachstum und Teilung trotz gegenteiliger Signale
- Vermeidung des programmierten Zelltods (Apoptose)
- Grenzenlose Zahl von Zellteilungen
- Förderung der Blutgefäßbildung
- Eindringen in Gewebe und Bildung von Metastasen

Neben einem ungesunden Lebensstil können bestimmte Infektionen, Umweltverschmutzung und ionisierende Strahlung (Röntgenstrahlen, UV-Strahlen, Strahlung aus Kernkraftwerken) das Krebsrisiko erhöhen. Allein Tabakrauchen ist für 20 bis 30 Prozent aller Krebserkrankungen verantwortlich. Ohne das Rauchen wäre Lungenkrebs eine vergleichsweise seltene Krebsart. Viele Krebserkrankungen basieren auf Infektionen, wie Hepatitis B, Hepatitis C oder dem humanen Papillomavirus (HPV), gegen das man sich impfen lassen kann.

Genveränderungen durch Umwelteinflüsse, Vererbung und Zufall

Mehr als 200 verschiedene genetische Defekte können für Krebs verantwortlich sein. Oft finden sich in einer Krebszelle 10 bis 20 Mutationen (Veränderungen des genetischen Materials) oder mehr. Dabei sind vor allem so genannte Onkogene und Tumorsupressorgene betroffen. Onkogene, also Krebsgene, entstehen aus Veränderungen von Teilen des Erbguts, die beim Zellwachstum und der Zellteilung eine Rolle spielen. Durch diese Veränderungen verhalten sich diese Gene ungebremst und unkontrolliert. Zellwachstum und Zellteilung geraten aus dem Ruder.

Meistens finden sich in Krebszellen auch Mutationen von Tumorsupressorgenen. Diese Gene schützen den Organismus vor der Krebsentwicklung. Wenn die Funktion dieser Gene durch Veränderungen verloren geht oder reduziert ist, erleichtert dies die ungebremste Aktivität der Onkogene. Onkogene stellen das Gaspedal bei der Krebsentwicklung dar, während Tumorsupressorgene defekten Bremsen des Zellwachstums und der Zellteilung entsprechen.

Etwa 5 bis 10 Prozent aller Krebserkrankungen basieren auf angeborenen genetischen Veränderungen der Eltern. Am weitesten verbreitet ist die genetisch vererbte Mutation des BRCA-Gens. Das ist ein defektes Tumorsuppressorgen, das bei den betroffenen Frauen in 70 Prozent der Fälle zu Brustkrebs und in 30 Prozent der Fälle zu Gebärmutterkrebs führt.

Die Behandlung von Krebs

Die moderne Behandlung von Krebs hat Ende des 19. Jahrhunderts mit Operation und Strahlentherapie begonnen. Die ersten systemischen Therapien waren Fiebertherapien (Hyperthermie). Später kamen systemische Therapien mit Zytostatika (Hemmer von Zellteilung und -wachstum), Immuntherapeutika (Substanzen, die das Immunsystem beeinflussen) und andere Verfahren hinzu. Einige Therapien werden nur bei bestimmten Tumoren eingesetzt, wie beispielsweise der hochintensive fokussierte Ultraschall beim Prostatakrebs oder die Gabe eines abgeschwächten Tuberkuloseerregers bei Blasenkrebs. Beim hochintensiven fokussierten Ultraschall wird die gesamte Prostata vom Enddarm her mit Ultraschallwellen erhitzt und so das Karzinom zerstört. Ist ein Blasenkrebs noch im Frühstadium, so kann man versuchen, durch das Einbringen eines abgeschwächten Tuberkuloseerregers (BCG, Bacillus Calmette-Guérin) eine Entzündungsreaktion in der Harnblase auszulösen, was die Tumorzellen vernichten kann.

Chirurgische Behandlung

Die ersten Krebstherapien waren Versuche, den Krebs operativ zu entfernen. Die Operation basierte auf der Vorstellung, dass man die bösartig veränderten Zellhaufen aus dem Körper entfernen und damit den Organismus heilen kann. In den USA spezialisierte sich der Chirurg William Stewart Halsted ab etwa 1890 auf Brustkrebsoperationen. Bald musste er feststellen, dass trotz der Entfernung des Krebses dieser an derselben Stelle oder an anderen Stellen des Organismus wieder auftauchte. Er ging daher davon aus, dass sich im Randbereich der Operation bereits entartete Zellen befanden, die nicht entfernt worden waren. Er entwickelte daher das Prinzip der radikalen Brustkrebsoperation, die sogenannte radikale Mastektomie, bei dem das Brustgewebe und die angrenzenden Gewebe, wie Muskulatur und Knochen, weiträumig entfernt wurden, mit entsprechend entstellenden Operationen, die große Narben hinterließen. Dennoch kam der Tumor oft wieder.

Erst in den siebziger Jahren wurde diese Form der radikalen Operation erstmals infrage gestellt. Schließlich setzte sich die heute allgemein akzeptierte Auffassung durch, dass es bei einem Teil der Patientinnen ausreicht, nur den Tumor in einer brusterhaltenden Operation zu entfernen, und dass bei einem anderen Teil der Patientinnen der gesamte Körper behandelt werden muss, da der Krebs bei diesen nicht mehr ein lokales Phänomen darstellt, sondern den gesamten Organismus betrifft. Diese Patientinnen können mit einer einzigen Operation nicht geheilt werden.

Strahlentherapie

Die nächste in die Krebstherapie eingeführte Behandlungsmethode war die Strahlentherapie. Erstmals gelang es Emil Grubbe aus den USA im Jahr 1896 durch eine Bestrahlung, einen Brustkrebs zum Schrumpfen zu bringen. Die Idee der Strahlentherapie beruht auf der Überlegung, dass man einen Tumor durch radioaktive Strahlen zerstören kann, ohne die Notwendigkeit, das Gewebe wie bei einer Operation massiv zu schädigen. Sehr bald stellte sich heraus, dass die Strahlentherapie ebenfalls mit erheblichen Risiken verbunden sein und sogar selbst Krebs verursachen kann. Im Laufe der Jahrzehnte hat die Bedeutung der Strahlentherapie abgenommen, spielt jedoch bei vielen Krebsarten noch eine relevante Rolle, vor allem auch in Kombination mit anderen Therapieverfahren. Beispielsweise wird die Bestrahlung häufig nach einer Brustkrebsoperation als Nachbehandlung durchgeführt, um möglicherweise verbliebene Tumorzellen in der Umgebung des Operationsgebietes zerstören zu können.

Chemotherapie

Die Einführung der Chemotherapie in die Krebsbehandlung basierte auf der Beobachtung, dass das im Ersten Weltkrieg eingesetzte Senfgas unter anderem auch zu einer Abnahme von Blutkörperchen und zu einer Zerstörung des Knochenmarks führte. Die Verwendung von Senfgas wurde international geächtet und war auch in der Medizin verboten. Dennoch haben amerikanische Forscher bei einem Patienten mit Lymphdrüsenkrebs im Jahr 1942 Senfgas verwendet, um seine entarteten Zellen des blutbildenden Systems zu zerstören.

Sidney Farber aus den USA überlegte, ob es nicht weniger toxisch wirkende Substanzen gäbe, die bei Kinderleukämie die bösartigen Zellen angreifen können. Er verwendete 1947 erstmals die Substanz Aminopterin bei einem zweijährigen Kind, das an einer Kinderleukämie erkrankt war. Und tatsächlich gelang es zum ersten Mal, die Leukämie, die normalerweise innerhalb weniger Wochen zum Tode führt, zurückzudrängen. Allerdings kam der Krebs zurück. Der behandelte Junge starb kurz vor seinem vierten Geburtstag. Farber versuchte in der Folge verschiedene Substanzen, immer in der Hoffnung, bessere Erfolge und eventuell sogar eine Heilung der ihm anvertrauten Kinder zu erzielen.

Das gelang Forschern am National Cancer Institute der USA erstmals im Jahre 1962. Das Institut hatte erhebliche Geldmittel zur Verfügung und beschäftigte viele Wissenschaftler, die in der Krebsforschung aktiv waren. Dort wurden erstmals Kombinationstherapien von mehreren Chemotherapeutika eingesetzt. Die Idee war aus der Behandlung von Infektionskrankheiten übernommen worden. Man hatte beobachtet, dass bei hartnäckigen Infektionen die gleichzeitige Gabe von zwei oder drei Substanzen wirksamer sein konnte als die Gabe einer einzigen. Der Durchbruch kam mit einer Vierfachkombination aus Vincristin, Amethopterin (heute besser bekannt als Methotrexat), Mercaptopurin und Prednisolon, der so genannten VAMP-Kombination. Damit war erstmals eine systemische

Krebserkrankung heilbar geworden, was zu großen Hoffnungen führte, auch andere systemische Krebserkrankungen behandeln zu können.

Antihormonelle Therapie

Die Hormontherapie oder besser die antihormonelle Therapie basiert auf der Abhängigkeit des Wachstums bestimmter Krebszellen von Hormonen. Bei dieser Therapie werden körpereigene Hormone ausgeschaltet, um die Ausbreitung des Tumors zu hemmen. Sie wird vor allem bei Brustkrebs, Gebärmutterkrebs und Prostatakrebs eingesetzt, deren Wachstum durch Östrogene oder Testosteron gefördert werden kann. Antihormonelle Therapien werden meistens in Kombination mit anderen Therapieverfahren durchgeführt.

Der Einfluss des Testosterons auf den Prostatakrebs kann durch Antiandrogene oder durch eine chemische Kastration mittels bestimmter Medikamente unterbunden werden. Ein Teil der Brusttumoren und Gebärmuttertumoren ist östrogenabhängig. Häufig wird beim Brustkrebs nach der Behandlung mittels Chemotherapie, Operation und Strahlentherapie eine 5-jährige Nachbehandlung mit Tamoxifen oder einem Aromatase-Hemmer durchgeführt. Diese hemmen die Bildung von Östrogenen. Interessanterweise veröffentlichten Wissenschaftler der Universität von Arkansas, Little Rock, im Jahr 2013 eine Studie, die zeigt, dass Tamoxifen unter anderem auch an den Cannabinoid-1- und Cannabinoid-2-Rezeptor bindet. Die Forscher folgerten, dass diese Ergebnisse »für die Verwendung neuer, wirksamer, nicht toxischer Krebsmedikamente, die über die CB1- und/oder CB2-Rezeptoren vermittelt werden, genutzt werden könnten.«

Behandlung mit monoklonalen Antikörpern

Die nächsten Arten der Krebstherapie beruhten auf der Entdeckung der Onkogene und Tumorsupressorgene, deren Mutationen für die meisten Krebserkrankungen verantwortlich waren. Das erste Onkogen wurde 1982 von Geoffrey M. Cooper entdeckt, das sogenannte RAS (von engl. *Rat Sarcoma,* Ratten-Sarkom bildende Viren). Die RAS-Proteine waren bereits bekannt, aber Cooper fand aktivierte und veränderte RAS-Gene in Krebszellen. Eine besondere Bedeutung erhielt die auf Onkogene zielende Krebstherapie durch das Onkogen HER 2 (*Human Epidermal Growth Factor Receptor 2,* menschlicher epidermaler Wachstumsfaktor-Rezeptor 2). Auf der Suche nach Krebszellen, die diesen mutierten HER-2-Wachstumsfaktor-Rezeptor enthielten, stellten Forscher fest, dass eine HER-2-Mutation bei 15 bis 30 Prozent aller Brustkrebserkrankungen vorkommt und die betroffenen Patientinnen eine besonders schlechte Prognose für das Überleben aufweisen. Durch die Mutation werden vermehrt HER-2-Wachstumsfaktor-Rezeptoren auf der Oberfläche der Zellen gebildet, die die Zellen zu einer übermäßigen Vermehrung anregen.

Im Jahr 1992 wurde der erste Antikörper mit dem Namen Trastuzumab in der Therapie getestet. Er richtet sich gegen den HER-2-Rezeptor, sodass dessen vermehrte Aktivität und die nachfolgende vermehrte Zellteilung gestoppt wird. Antikörper sind Proteine des Immunsystems. Sie helfen dem Körper, sich gegen Krankheitserreger und andere schädliche Einflüsse zu wehren.

Immuntherapien

Der adoptive Zelltransfer wurde erstmals von Steven Rosenberg im Jahr 1982 durchgeführt. Sein Vorgehen beruhte auf der Beobachtung, dass bestimmte Immunzellen in der Lage sind, Krebszellen zu zerstören, darunter insbesondere T-Lymphozyten. Daher entnahm er den Patienten T-Lymphozyten und vermehrte diese außerhalb des Organismus. Danach wurden die Zellen dem Patienten zurückinfundiert. Vergleichbare Verfahren arbeiten mit anderen Zellen oder Substanzen. Das Ziel der Therapie besteht darin, dass Immunsystem des betroffenen Patienten zu stärken, damit er sich selbst besser gegen den Krebs wehren kann.

Krebszellen entziehen sich leider vielfach der Erkennung durch das Immunsystem. So können sie durch bestimmte Substanzen auf ihren Oberflächen dem Immunsystem signalisieren, dass es sich um gesunde Zellen handelt. Hier setzt die antikörperabhängige zellvermittelte Zytotoxizität an. Diese wurde durch Jim Allison in den USA entwickelt. Im Jahr 1996 schuf er einen ersten Antikörper, der die Krebszellen für das Immunsystem erkennbar machte. Es dauerte allerdings bis 2011, bevor ein erstes Medikament, das nach diesem Prinzip wirkt, auf den Markt kam. Einige bekannte Antikörper sind Rituximab, Ofatumumab und Alemtuzumab.

Chancen auf Heilung

Sterberaten zeigen, wie wahrscheinlich es ist, dass eine bestimmte Person sterben wird. Das Sterberisiko variiert sehr stark zwischen verschiedenen Krebsarten. Die folgende Tabelle nach Daten des National Cancer Institute zeigt die Prozentzahl der Menschen, die innerhalb von 5 Jahren nach der Krebsdiagnose im Zeitraum zwischen 2006 und 2012 in den USA gestorben sind. Je höher die Prozentzahl ist, umso wahrscheinlicher ist jemand mit diesem Krebs gestorben. In diese 5-Jahres-Sterberate sind nicht nur der Tod durch Krebs, sondern auch alle anderen Ursachen aufgenommen worden. Das bedeutet, dass sich darunter auch Personen befinden, die an einem Herzinfarkt, einem Autounfall oder anderen Ursachen gestorben sind. Auch das Alter trägt zur Sterberate bei. In die Daten gingen auch Personen ein, die sich geweigert hatten, eine Krebstherapie durchführen zu lassen.

Es ist wichtig zu wissen, dass sich die Heilungsraten kontinuierlich verbessern. Daher wird die 5-Jahres-Sterberate, die 2016 begonnen hat, gegenüber den unten aufgeführten Zahlen von vor 10 Jahren wieder deutlich fallen.

Prozentsatz von Krebspatienten in den USA, die innerhalb von 5 Jahren nach der Krebsdiagnose zwischen 2006 und 2012 verstarben

Bauchspeicheldrüsenkrebs	92,3%	Hautkrebs	8,1%	Magenkrebs	69,6%
Brustkrebs	10,3%	Hirnkrebs	69,2%	Mundkrebs	36,0%
Darmkrebs	34,9%	Kehlkopfkrebs	39,3%	Nierenkrebs	25,3%
Gallenblasenkrebs	81,5%	Knochenkrebs	32,6%	Non-Hodgkin-Lymphom	29,3%
Gebärmutterhalskrebs	32,5%	Leberkrebs	82,5%	Prostatakrebs	1,1%
Gebärmutterkrebs	53,8%	Leukämie	40,3%	Schilddrüsenkrebs	1,9%
Harnblasenkrebs	24,7%	Lungenkrebs	82,3%	Speiseröhrenkrebs	82,6%

Welche Cannabisprodukte können medizinisch verwendet werden?

Der bekannteste Inhaltsstoff der Hanfpflanze (Cannabis) ist Delta-9-Tetrahydrocannabinol (kurz: THC). Zu medizinischen Zwecken können THC-haltige Medikamente sowie Produkte von Hanfpflanzen, die viel THC enthalten, verwendet werden. Zu den natürlichen und medizinisch wirksamen Produkten der Hanfpflanze zählen Cannabiskraut (Marihuana) und Cannabisharz (Haschisch). Das nicht psychotrope Cannabinoid Cannabidiol (CBD) stößt nicht nur unter Krebsforschern, sondern auch bei anderen Erkrankungen auf zunehmendes Interesse. Dieses Kapitel enthält einige weitergehende Erläuterungen zur Cannabispflanze, ihren relevanten Inhaltsstoffen und deren Wirkweise sowie den unterschiedlichen Cannabisprodukten. Außerdem findet sich am Ende dieses Kapitels eine Übersicht, in der die wesentlichen Begriffe noch einmal kurz erklärt werden.

Cannabis und Cannabinoide – eine Einführung

Cannabis sativa Linné, kurz Cannabis, ist der lateinische Name für die Hanfpflanze. Hanf ist eine grüne, im Allgemeinen einjährige Pflanze. THC-arme Hanfsorten werden gelegentlich Faserhanf oder Industriehanf genannt und dürfen in etwa 30 Ländern der Erde, darunter in Deutschland, angebaut werden, um Fasern für die Industrie und Hanfsamen für die Ernährung zu gewinnen. Faserhanf darf in der Europäischen Union maximal 0,2 Prozent THC enthalten, damit eine Berauschung mit diesem Hanf sicher ausgeschlossen werden kann. THC-reiche Hanfsorten können Drogenhanf genannt werden. Aus ihnen werden Marihuana (Cannabisblüten) und Haschisch gewonnen. Die weiblichen Pflanzen weisen einen höheren THC-Gehalt auf als männliche, so dass zur Marihuana- und Haschischherstellung meistens nur die weiblichen Pflanzen verwendet werden.

Die Hanfpflanze enthält charakteristische Inhaltsstoffe, welche als Cannabinoide bezeichnet werden. Bis heute wurden mehr als 100 verschiedene Cannabinoide gefunden, die sich mehrheitlich zehn Gruppen zuordnen lassen. Die wichtigste Gruppe ist die THC-Gruppe. Der bedeutendste Vertreter dieser Gruppe ist Delta-9-Tetrahydrocannabinol oder kurz Delta-9-THC beziehungsweise THC. Der internationale Freiname für das in der Hanfpflanze natürlich vorkommende THC lautet Dronabinol. Es ist sowohl für die meisten medizinischen Eigenschaften als auch für die charakteristischen psychischen Wirkungen von Cannabis verantwortlich. Es wirkt beispielsweise aufheiternd, muskelentspannend, antiepileptisch, brechreizhemmend, appetitsteigernd, entzündungshemmend, fiebersenkend, Augeninnendruck senkend, bronchienerweiternd, beruhigend und schmerzhemmend. In der Regel wird die jeweilige medizinische Wirkung durch eine tägliche Einnahme von etwa 5 bis 30 mg des Cannabiswirkstoffes THC erzielt.

Die zweitwichtigste Cannabinoidgruppe ist die Cannabidiol-Gruppe. Cannabidiol (CBD) ist vor allem im Faserhanf und in einigen Haschischsorten in einer hohen Konzentration vorhanden. Im Gegensatz zum THC verursacht es keine berauschenden Wirkungen und in ausreichend hohen Dosen wirkt es der berauschenden Wirkung des THC sogar entgegen. Allerdings kann es die schmerzlindernden Eigenschaften des THC verstärken. Außerdem wirkt Cannabidiol beruhigend, entzündungshemmend, antiepileptisch, angstlösend, antipsychotisch und Augeninnendruck senkend. Im Vergleich zum THC werden diese Wirkungen jedoch erst bei vergleichsweise großen Cannabidiolmengen erzielt.

Meistens finden sich in einer Pflanze nur 5 bis 10 verschiedene Cannabinoide in relevanter Konzentration, während die übrigen nicht oder nur in Spuren vertreten sind. In Drogenhanfsorten, aus denen Marihuana und Haschisch gewonnen wird, kommt THC in einer hohen Konzentration von 1 bis 25 Prozent vor, während im Faserhanf Cannabidiol mit einem Gehalt von etwa 0,5 bis 1 Prozent vorherrscht, in den weiblichen Blüten des Faserhanfes zum Teil auch deutlich mehr.

Die Wirkungsweise der pflanzlichen Cannabinoide im menschlichen Körper ähnelt dem Wirkmechanismus bestimmter körpereigener Substanzen, der so genannten Endocannabinoide (griech. *endo*, »innen«). Endocannabinoide sind Cannabinoide, die vom menschlichen Körper selbst gebildet werden. Endocannabinoide und pflanzliche Cannabinoide haben eine völlig unterschiedliche chemische Struktur. Die Wirkungen sowohl der Endocannainoide als auch der pflanzlichen Cannabinoide beruhen auf der Erkennung und Bindung bestimmter Bindungsstellen, die sich auf der Oberfläche vieler Körperzellen befinden. Diese Bindungsstellen werden als Cannabinoid-Rezeptoren bezeichnet. Heute ist bekannt, dass THC und CBD sowie Endocannabinoide auch über eine Anzahl weiterer Rezeptoren im Körper ihre Wirkung ausüben.

Die Endocannabinoide zählen zu den natürlichen Botenstoffen, die im Gehirn und anderen Organen Nachrichten über den Zustand des Körpers übermitteln. Binden Cannabinoide an ihre jeweiligen Rezeptoren, so werden in der betreffenden Zelle bestimmte Reaktionen ausgelöst. Dabei ist das körpereigene Cannabinoid-System zum Beispiel an der Regulation des Appetits, an der Wahrnehmung von Sinneseindrücken und Schmerzen sowie an der Koordination von Bewegungen beteiligt. Aufgrund der Ähnlichkeit der Wirkmechanismen der körpereigenen und der pflanzlichen Cannabinoide können letztere das körpereigene Cannabinoid-System modulieren und erhalten dadurch ihr medizinisches Potenzial.

Ganzpflanzenprodukte und isolierte Cannabinoide

Natürliche Cannabisprodukte werden von der blühenden beziehungsweise gerade verblühten Hanfpflanze gewonnen. Dabei weisen die Deckblätter der weiblichen Blüten und das Harz, das von speziellen Harzdrüsen (Trichomen) abgesondert wird, die sich auf der Oberfläche der Blüten und Blätter befinden, die größten Cannabinoid-Konzentrationen auf. Darüber hinaus sind die Cannabinoid-Gehalte der Cannabispflanze jedoch in hohem Maße von der Hanfsorte und den Wachstumsbedingungen abhängig. Gerade im Bereich des Drogenhanfs gibt es viele Züchtungen mit gesteigertem THC-Gehalt. Zusätzlich wird in der Regel die THC-Ausbeute durch eine spezielle Anbaumethode, die Sinsemilla (spanisch für »ohne Samen«) genannt wird, gesteigert. Dabei werden die männlichen Pflanzen vor der Blüte von den weiblichen Pflanzen getrennt. Dies führt nicht nur dazu, dass die weiblichen Blüten unbefruchtet bleiben und keine Samen bilden, sondern auch zur Ausbildung zusätzlicher Blüten, die von Harzdrüsen bedeckt sind, was den Anteil von THC, CBD und anderen Cannabinoiden in diesen Pflanzen vergrößert. Zudem ist die Harzbildung von der Umgebungstemperatur abhängig, so dass vor allem in heißen Gegenden der Erde der Harzertrag begünstigt ist.

Das Wort Haschisch ist arabisch und bedeutet Gras. Heute wird es jedoch als Sammelbegriff für Drogenzubereitungen aus Cannabisharz verwendet. Das Harz wird durch Abstreifen beziehungsweise durch Aussieben der Blüten und teilweise auch der Blätter gewonnen und meist in Form von gepressten Platten angeboten. Unterschiedliche Methoden der Gewinnung des Harzes lassen zum Teil auf die Herkunft schließen.

Das Wort Marihuana stammt aus dem Mexikanischen und ist der gebräuchliche Begriff für Cannabiskraut. Als Cannabiskraut bezeichnet man getrocknete Blüten und teilweise auch Blätter der Hanfpflanze. Die Pflanzenteile werden wie Tee getrocknet und gegebenenfalls fermentiert. Früher war der THC-Gehalt von Marihuana im Allgemeinen deutlich niedriger als der von Haschisch. Je nach Pflanzensorte, Anbau und Verarbeitung beträgt der THC-Gehalt von Marihuana heute jedoch ebenfalls wie Haschisch etwa 1 bis 25 Prozent.

Ein weiteres natürliches Cannabisprodukt ist das Haschischöl. Häufig wird es heute auch als Cannabisöl oder RSO-Öl (*Rick Simpson Oil*) bezeichnet. Es ist ein dunkelbraunes, zähflüssiges Öl, welches durch Lösungsmittelextraktion oder Destillation aus Cannabiskraut beziehungsweise Cannabisharz gewonnen wird. In der Regel enthält es eine THC-Konzentration von 30 bis 60 Prozent. Aufgrund der Aufbereitung kann es jedoch Reste schädlicher Lösungsmittel enthalten. Eine einfache Art, Haschischöl unter Verwendung von Alkohol selbst herzustellen, findet sich in diesem Buch (siehe Seite 108).

Seit einigen Jahren sind auch pharmazeutische Cannabispräparate in der Apotheke erhältlich. Der von dem britischen Unternehmen GW Pharmaceuticals hergestellte Cannabisextrakt Sativex® ist in Deutschland und Österreich zur Behandlung der therapieresistenten Spastik bei multipler Sklerose zugelassen. Die Kosten dieser Behandlung werden aber nur bei dieser Indikation von den Krankenkassen übernommen. Dronabinol ist in Deutschland und in Österreich auf einem speziellen Betäubungsmittel- beziehungsweise Suchtgiftrezept verschreibungsfähig. Oft erstatten die Krankenkassen eine Behandlung mit dem Cannabinoid jedoch nicht. In der Schweiz benötigt man für eine Behandlung mit Dronabinol eine

Sonderbewilligung durch die Gesundheitsbehörden. Ein weiteres Cannabinoid ist der synthetische THC-Abkömmling Nabilon, zugelassen unter dem Namen Canemes®.

Die in der Apotheke erhältlichen Cannabispräparate unterscheiden sich von den illegalen Cannabisprodukten vor allem dadurch, dass sie den Cannabiswirkstoff Dronabinol in definierter Menge enthalten. Der Cannabisextrakt Sativex® enthält die beiden Cannabinoide Dronabinol und Cannabidiol (CBD) in definierter Konzentration in einem Verhältnis von etwa 1 zu 1. Sativex® wird in einer Sprühflasche geliefert und in den Mund gesprüht. Der alkoholische Extrakt soll möglichst lang im Mund behalten werden. Ein Sprühstoß enthält 2,5 Milligramm CBD und 2,7 Milligramm THC (Dronabinol). Eine Sprühflasche enthält etwa 100 Sprühstöße. Dronabinol kann aus der Hanfpflanze isoliert oder synthetisch hergestellt werden. Ein Dronabinol-Fertigpräparat ist das in den USA zugelassene Marinol®. Mittlerweile gibt es nach Ablauf des Patentschutzes auch einige Dronabinol-Generika.

Definitionen und Erläuterungen

Cannabidiol (CBD) ist das zweitwichtigste Cannabinoid der Hanfpflanze. Es kommt in großen Konzentrationen im Faserhanf vor. CBD wirkt der berauschenden Wirkung des THC entgegen und besitzt ebenfalls einige medizinisch relevante Wirkungen. Allerdings werden dazu häufig vergleichsweise hohe CBD-Mengen benötigt.

Cannabinoide sind die charakteristischen Inhaltsstoffe der Hanfpflanze. Bis heute wurden mehr als 100 verschiedene Cannabinoide gefunden. Das bekannteste Cannabinoid ist das THC (Delta-9-Tetrahydrocannabinol), das medizinisch zweitwichtigste das Cannabidiol (CBD).

Cannabinoid-Rezeptoren sind spezifische Bindungsstellen auf vielen Körperzellen, zum Beispiel auf Nervenzellen und weißen Blutkörperchen, an die Endocannabinoide und pflanzliche Cannabinoide binden und dadurch bestimmte Reaktionen auslösen können.

***Cannabis sativa* Linné**, kurz Cannabis, ist der lateinische Name für die Hanfpflanze. Sie gehört zur Ordnung der brennesselartigen Gewächse (Urticales). Zusammen mit der Gattung *Humulus* (Hopfen) gehört Cannabis zur Familie der Hanfgewächse.

Delta-9-Tetrahydrocannabinol ist der pharmakologisch wichtigste Cannabisinhaltsstoff, kurz: THC oder Delta-9-THC. Er ist sowohl für den charakteristischen Cannabisrausch als auch für die meisten medizinischen Wirkungen verantwortlich. Ein anderer Name ist Dronabinol.

Dronabinol ist der internationale Freiname für das natürlich in der Hanfpflanze vorkommende THC.

Endocannabinoide sind Substanzen, die vom Körper selbst gebildet werden. Sie sind natürliche Botenstoffe des Körpers. Ihre Wirkung beruht auf der Bindung an Cannabinoid-Rezeptoren und anderen Rezeptoren, wie etwa Vanilloid-Rezeptoren.

Hanf ist eine grüne, im Allgemeinen einjährige Pflanze (lateinisch: *Cannabis sativa* L.). Je nach Hanfsorte und in Abhängigkeit vom jeweiligen THC-Gehalt unterscheidet man zwischen Faser- und Drogenhanf.

Haschisch (= Cannabisharz) wird das von entsprechenden Drüsen (Trichomen) abgegebene Harz der Hanfpflanze genannt. Es ist besonders reich an THC mit Konzentrationen von 3 bis 25 Prozent. Haschisch wird oft zu Platten gepresst. Einige Haschischsorten enthalten auch vergleichsweise hohe CBD-Konzentrationen.

Marihuana (= Cannabiskraut) besteht aus getrockneten Blüten und Blättern des Drogenhanfes. Die Pflanzenteile werden wie Tee getrocknet und gegebenenfalls fermentiert. Der THC-Gehalt beträgt zwischen 1 und 25 Prozent.

Marinol ist ein synthetisches Dronabinol-Präparat in Kapselform, das von der Firma Solvay Pharmaceuticals hergestellt wird. Marinol® darf von deutschen Apotheken aus den USA importiert werden.

Nabilon ist ein synthetisches THC-Derivat, das unter dem Namen Canemes® arzneimittelrechtlich zugelassen ist.

Sativex ist ein alkoholischer Cannabisextrakt, der von dem britischen Unternehmen GW Pharmaceuticals hergestellt und von dem Unternehmen Almirall in Deutschland und Österreich vermarktet wird. Es kann in Deutschland und Österreich zulasten der Krankenkassen bei Spastik von MS-Patienten verschrieben werden. Sativex® enthält THC und Cannabidiol (CBD) in einem Verhältnis von etwa 1 zu 1.

THC ist die Abkürzung für Tetrahydrocannabinol, wobei meistens das in der Pflanze natürlich vorkommende Delta-9-THC, das auch Dronabinol genannt wird, gemeint ist.

Das therapeutische Potenzial von Cannabis und Cannabinoiden

Cannabis und THC

Das therapeutisch nutzbare Potenzial von Cannabis und Cannabinoiden ist klinisch evident, aber bei vielen möglichen Indikationen noch weitgehend unerforscht. Patienten, die in den Jahren 2007 bis 2016 eine Ausnahmeerlaubnis von der Bundesopiumstelle für eine ärztlich begleitete Selbsttherapie mit Cannabisblüten erhielten, litten an 50 verschiedenen Erkrankungen bzw. Symptomen. Mögliche Einsatzgebiete sind:

- Übelkeit und Erbrechen: Krebschemotherapie, HIV/Aids, Hepatitis C, Schwangerschaftserbrechen, Übelkeit im Rahmen der Migräne
- Appetitlosigkeit und Kachexie: HIV/Aids, fortgeschrittene Krebserkrankung, Hepatitis C
- Spastik, Spasmen, Muskelverhärtung: Multiple Sklerose, Querschnittslähmung, Spastik nach Schlaganfall, Spannungskopfschmerz, Wirbelsäulensyndrome
- Bewegungsstörungen: Tourette-Syndrom, Dystonie (spastischer Schiefhals oder Blepharospasmus etc.), Levodopa-induzierte Dyskinesien, tardive Dyskinesien, essenzieller Tremor, Morbus Parkinson
- Schmerzen: Migräne, Clusterkopfschmerz, Phantomschmerzen, Neuralgien, Menstruationsbeschwerden, Parästhesien bei Diabetes mellitus oder Aids, Hyperalgesie, Schmerzen bei hypertoner Muskulatur und Spasmen, Arthrose, Arthritis, Colitis ulcerosa, Restless-Legs-Syndrom, Fibromyalgie
- Allergien: allergisch bedingtes Asthma, Heuschnupfen
- Pruritus: Juckreiz bei Lebererkrankungen, Neurodermitis
- Chronisch-entzündliche Erkrankungen: Asthma, Arthritis, Colitis ulcerosa, Morbus Crohn, Neurodermitis, Morbus Bechterew, Psoriasis (Schuppenflechte)
- Psychische Erkrankungen: Depressionen, Angststörungen, bipolare Störungen, posttraumatische Belastungsstörung, ADHS/ADS (Aufmerksamkeitsdefizitsyndrom mit und ohne

Hyperaktivität), Impotenz, Abhängigkeit von Alkohol, Opiaten und Benzodiazepinen, Schlafstörungen, Autismus, verwirrtes Verhalten bei Morbus Alzheimer
- Überproduktion von Magensäure: Gastritis, Reflux
- Erhöhter Augeninnendruck: Glaukom
- Hören: Tinnitus
- Weitung der Bronchien: Asthma, COPD (chronisch-obstruktive Lungenerkrankung)
- Epilepsie
- Singultus (Schluckauf)
- Hauterkrankungen: Neurodermitis, Psoriasis (Schuppenflechte), Akne inversa, Hyperhidrosis (verstärktes Schwitzen)
- Colon irritable (Reizdarm).

Häufig wirken Cannabis und THC gleichzeitig auf mehrere Symptome einer Erkrankung. So schrieb das Medizininstitut der USA in einer umfangreichen Untersuchung zu den therapeutischen Wirkungen von Cannabis aus dem Jahre 1998: »In Fällen, in denen vielfältige Symptome auftreten, könnte die Kombination der THC-Wirkungen eine Form der Kombinationstherapie darstellen. Beispielsweise würden abgemagerte Aids-Patienten vermutlich von einer Medikation profitieren, die gleichzeitig Angst, Schmerzen und Übelkeit reduziert sowie den Appetit anregt.«

Allerdings gibt es trotz der Vielzahl von Einsatzmöglichkeiten für Cannabis als Medizin weltweit nur drei von Zulassungsbehörden akzeptierte Indikationen für eine Cannabisbehandlung. So ist in den USA Marinol® (THC), ein synthetisches Dronabinol-Präparat, für die Behandlung von Übelkeit und Erbrechen bei Krebschemotherapie sowie von Appetitlosigkeit bei Abmagerung von Aids-Patienten zugelassen. Der synthetische THC-Abkömmling Nabilon (Canemes®) ist für die Behandlung von Übelkeit und Erbrechen bei Krebschemotherapie in Deutschland und Österreich zugelassen. Darüber hinaus ist Sativex®, ein Cannabisextrakt in Spray-Form, in Österreich, Deutschland und anderen Ländern zur Behandlung der Spastik bei Multipler Sklerose zugelassen.

In vielen anderen Ländern dürfen Dronabinol-Präparate zwar verschrieben werden, sind jedoch nicht als Medikament für bestimmte

Erkrankungen zugelassen. Diese arzneimittelrechtliche Situation widerspiegelt allerdings nicht das eigentliche therapeutische Potenzial von Cannabis. So wird durch eine Vielzahl von wissenschaftlichen und klinischen Studien nicht nur ein positiver Effekt von Cannabis für die bereits etablierten Einsatzgebiete, sondern auch für Schmerzzustände unterschiedlicher Art und Ursache, Bewegungsstörungen, Asthma und Glaukom beschrieben. Die Wirkung bei anderen Krankheiten beziehungsweise Krankheitssymptomen – wie Reizdarm, Morbus Crohn (einer chronisch-entzündliche Darmerkrankung), Allergien, Juckreiz, Epilepsie und Depressionen – ist weniger gut erforscht.

Zudem wird immer wieder von Einzelfällen berichtet, bei denen die Verwendung von Cannabis sehr wirksam war. So erschien in einer Fachzeitschrift ein Bericht über einen Patienten, der an einer Pilzinfektion der Speiseröhre litt und nach einer Operation einen anhaltenden Schluckauf entwickelte. Er wurde mit mehreren Medikamenten behandelt, die aber alle nur wenig oder nicht halfen. Akupunktur-Behandlungen am sechsten und neunten Tag des Schluckaufs brachten diesen nur für eine Stunde zum Verschwinden. Am achten Tag rauchte der Patient, der noch nie zuvor Cannabis geraucht hatte, eine Cannabiszigarette, und der Schluckauf verschwand, trat jedoch am neunten Tag wieder auf. Am zehnten Tag rauchte er erneut Cannabis, und der Schluckauf verschwand sofort und kam nicht wieder.

Cannabidiol

Cannabidiol ist das häufigste Cannabinoid im Faserhanf und in Drogenhanfsorten oft das zweithäufigste Cannabinoid nach THC. CBD verursacht keine cannabistypischen berauschenden Wirkungen.

Für Cannabidiol kommen unter anderem folgende medizinische Einsatzgebiete in Frage:

- Epilepsie: insbesondere genetisch bedingte Formen der Epilepsie wie Dravet-Syndrom und Lennox-Gastaut-Syndrom
- Angststörungen
- Depressionen
- Schizophrene Psychosen
- Entzündungen und entzündlich bedingte Schmerzen

- Bewegungsstörungen: Dystonie, Dyskinesie
- Abhängigkeit von THC, Nikotin und Opiaten
- Übelkeit und Erbrechen

Es wurden bisher nur wenige kontrollierte klinische Studien durchgeführt. Eine Befragung von 102 Patienten aus den Niederlanden, die drei verschiedene Cannabissorten aus Apotheken für medizinische Zwecke verwendeten, ergab, dass sich die pharmakologischen Wirkungen in Abhängigkeit vom Verhältnis von THC und CBD unterscheiden. Dies entspricht auch den Erfahrungen aus persönlichen Gesprächen mit Patienten. Hinsichtlich der verschiedenen Wirkungen vermuten die Autoren der Studie, dass »CBD eine modulatorische Wirkung auf einige der gut bekannten subjektiven unerwünschten Wirkungen von THC hat, wie Angst und depressive Stimmung.«

Wie die Cannabinoide im Körper wirken

Einige pflanzliche Cannabinoide, und hier vor allem das THC, wirken im menschlichen Körper ähnlich wie körpereigene Substanzen, die sogenannten Endocannabinoide, die eine Vielzahl natürlicher Funktionen im menschlichen Körper ausüben. Diese Endocannabinoide (von griech. *endo* = innen) oder endogenen Cannabinoide werden nicht nur vom Menschen, sondern auch von Wirbeltieren (Säugetiere, Vögel) und vielen primitiven Tieren gebildet. THC und Endocannabinoide binden an spezifische Bindungsstellen, die sich auf der Oberfläche vieler Zellen finden, und lösen so die bekannten Wirkungen aus. Diese Bindungsstellen werden Cannabinoidrezeptoren genannt. Mittlerweile ist bekannt, dass auch eine Anzahl weiterer Rezeptoren eine wichtige Rolle in diesem System spielt. Die Endocannabinoide und die Enzyme, die ihre Bildung und ihren Abbau im Körper beschleunigen, bilden zusammen mit den Cannabinoidrezeptoren das körpereigene Cannabinoidsystem.

Cannabinoidrezeptoren

1987 wurde erstmals nachgewiesen, dass bestimmte Cannabinoide wie THC viele ihrer Wirkungen über die Bindung an spezifische Rezeptoren ausüben. Diese Cannabinoidrezeptoren finden sich vor allem auf Nervenzellen im Gehirn und im Rückenmark, aber auch auf Zellen in Herz, Darm, Lunge, Knochen, Haut, Harnwegen, Gebärmutter, Hoden, inneren Drüsen, Milz und auf weißen Blutkörperchen. Je nachdem wo sich diese Rezeptoren befinden, führt ihre Aktivierung beispielsweise zur Hemmung der Schmerzleitung, zur Unterdrückung von Entzündungen, zu einer Veränderung des Zeitgefühls, zu Heiterkeit oder anderen körperlichen oder psychischen Effekten.

Endocannabinoide

Das erste körpereigene Cannabinoid wurde 1992 entdeckt und Anandamid genannt, nach dem Sanskrit-Wort *Ananda* für Glückseligkeit und Amid, seiner chemischen Struktur. Später wurden weitere dieser Endocannabinoide entdeckt, deren Namen allerdings weniger poetisch, sondern

Anandamid (Arachidonylethanolamid) 2-Arachidonylglycerol (2-AG)

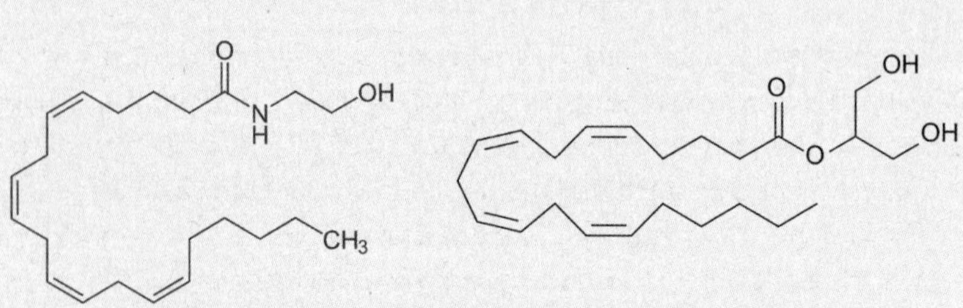

Abb. 1: Die bisher am besten erforschten Endocannabinoide (oder: endogenen Cannabinoide) Anandamid und 2-Arachidonylglycerol

recht chemisch klingen, wie 2-Arachidonylglycerol und Noladin-Äther. Heute sind etwa 200 Endocannabinoid-ähnliche körpereigene Substanzen bekannt, deren Wirkungen überwiegend noch nicht gut erforscht sind. Endocannabinoide zählen zu den wichtigsten hemmenden Botenstoffen. So hemmen sie beispielsweise eine übermäßige Freisetzung des Botenstoffes Glutamat im Gehirn, wie sie bei einer Mangelversorgung des Gehirns mit Sauerstoff auftritt. Der Schutz von Nervenzellen gilt daher heute als eine der wichtigsten Funktionen der Endocannabinoide. Andere Botenstoffe, die durch Endocannabinoide beeinflusst werden, sind GABA, Glycin, Noradrenalin, Serotonin, Dopamin, Acetylcholin und die Neuropeptide (Enkephaline, Endorphine).

Viele medizinische Cannabiswirkungen lassen sich durch Wechselwirkungen mit diesen Botenstoffen erklären. So vermindert die Hemmung des Serotonins Übelkeit und Erbrechen, und die Beeinflussung von GABA (Gamma-Aminobuttersäure) und Acetylcholin hat Auswirkungen auf neuromuskuläre Störungen wie Muskelspasmen und Krämpfe.

Wie Cannabis bei Krebs helfen kann

Krebserkrankungen können mit einer Anzahl von Symptomen verbunden sein, bei denen Cannabis und Cannabinoide von Nutzen sein können, darunter Appetitlosigkeit und Gewichtsverlust, chronische Schmerzen, Übelkeit und Erbrechen, Depressionen und Schlaflosigkeit.

THC, CBD und andere Cannabinoide wiesen in Tier- und Zellexperimenten darüber hinaus krebshemmende Eigenschaften auf. Zudem gibt es einige Hinweise, dass auch Krebskranke von diesen Eigenschaften profitieren können. Die bisherigen wissenschaftlichen Daten sind jedoch noch nicht ausreichend, um den Wert von Cannabis und Cannabinoiden bei der Krebsbekämpfung beurteilen zu können.

Linderung von Symptomen

Cannabiskonsum wird von vielen Patienten mit fortgeschrittenem Krebs als »hoch wirksam wahrgenommen« (Waissengrin et al. 2015). Dies ist das Ergebnis einer Analyse von Wissenschaftlern der Universität von Tel Aviv (Israel) von Fragebögen und medizinischen Unterlagen von erwachsenen Krebspatienten, die an einer einzigen Einrichtung behandelt wurden.

Von den etwa 1700 Krebspatienten erhielten 279 eine Erlaubnis für die Verwendung von Cannabis durch einen befugten Krebsspezialisten. Von 113 Patienten, die Cannabis einen Monat einnahmen, füllten 69 (61 Prozent) den detaillierten Fragebogen aus. Verbesserungen von Schmerzen, allgemeinem Wohlbefinden, Appetit und Übelkeit wurden von 70 Prozent, 70 Prozent, 60 Prozent bzw. 50 Prozent angegeben. Die Nebenwirkungen waren leicht und bestanden vor allem aus Müdigkeit und Schwindelgefühl.

Einige online verfügbare Veröffentlichungen* bieten eine Übersicht über klinische Studien, die bisher mit Cannabis und Cannabinoiden durchgeführt wurden, auch bei Symptomen, die bei Krebserkrankungen auftreten können, darunter:

---

* Grotenhermen, F., Müller-Vahl, K.: Dtsch. Arztebl. 2012; 109(29-30): 495-501; verfügbar online unter: www.aerzteblatt.de/pdf.asp?id=127598. – Grotenhermen, F., Müller-Vahl, K.: Medicinal Uses of Marijuana and Cannabinoids. Crit Rev Plant Sci. 2016; 35(5-6): 378-405; verfügbar online unter: www.tandfonline.com/doi/full/10.1080/07352689.2016.1265360

Appetitlosigkeit und Gewichtsverlust

Bisher wurden 10 kontrollierte Studien durchgeführt, die insgesamt 973 Patienten einschlossen, um die Wirkung auf Appetitverlust und Abmagerung bei Krebspatienten oder HIV-Positiven zu untersuchen.

Eine Studie an der Abteilung für Landwirtschafts-, Nahrungs- und Ernährungswissenschaften der Universität von Alberta (Kanada) untersuchte die Wirkungen von THC auf die Geschmacks- und Geruchswahrnehmung sowie auf Appetit, Kalorienaufnahme und Lebensqualität bei Krebspatienten (Brisbois et al. 2011).

> Erwachsene mit fortgeschrittenem Krebs, mit schlechtem Appetit und Änderungen der Wahrnehmung von Geschmack und Geruch wurden in die Studie aufgenommen und in einem Doppelblinddesign zufällig einer der beiden Gruppen zugeordnet, die THC- oder Placebokapseln erhielten. 24 Teilnehmer erhielten zweimal täglich 2,5 mg THC und 22 erhielten 18 Tage lang ein Placebo. 21 Patienten beendeten die Studie. Patienten, die mit THC behandelt worden waren, gaben eine signifikant verbesserte und verstärkte Wahrnehmung von Geschmack und Geruch an, und das Essen »schmeckte besser». Der Appetit vor der Mahlzeit und der Anteil der Kalorien, der als Protein aufgenommen wurde, war verglichen mit dem Placebo signifikant verbessert. Die mit THC behandelten Patienten gaben eine verbesserte Schlafqualität und Entspannung an.

Die Forscher folgerten, dass »THC nützlich bei der Linderung chemosensorischer Veränderungen und zur Verbesserung des Nahrungsgenusses bei Krebspatienten« sein könnte.

Übelkeit und Erbrechen

In den vergangenen 40 Jahren, vor allem in den siebziger und achtziger Jahren, wurden 33 kontrollierte Studien mit insgesamt 1525 Teilnehmern durchgeführt, um den möglichen Nutzen von Cannabinoiden bei der Verbesserung der Nebenwirkungen aufgrund einer Krebschemotherapie zu untersuchen.

In einer klinischen Studie am Bethesda-Memorial-Krankenhaus in Boynton Beach (USA) war Dronabinol bei 61 Patienten, die eine Chemotherapie erhielten, so wirksam wie Ondansetron bei der Reduzierung der verzögerten Übelkeit und des Erbrechens. Eine Kombination beider Medikamente war nicht wirksamer als die beiden einzelnen Substanzen (Meiri et al. 2007).

Die Patienten erhielten Dexamethason (20 mg oral) und Ondansetron (16 mg intravenös) am ersten Tag. Sie erhielten zudem entweder ein Placebo oder Dronabinol (2,5 mg oral) vor und nach der Chemotherapie. Am Tag 2 wurden feste Dosen Placebo, Dronabinol (10 mg), Ondansetron (16 mg) oder eine Kombination verabreicht. An den Tagen 3 bis 5 erhielten die Patienten ein Placebo, flexible Dosen Dronabinol (10 bis 20 mg), Ondansetron (8 bis 16 mg) oder Dronabinol und Ondansetron. Das Gesamtansprechen auf die Behandlung wurde definiert als Übelkeitsintensität unter 5 auf einer visuellen Analogskala, kein Erbrechen oder Würgen und kein Bedarf an zusätzlicher Brechreiz hemmender Medikation. 64 Patienten nahmen teil, von denen 61 ausgewertet wurden. Das Gesamtansprechen war ähnlich bei Dronabinol (54 Prozent), Ondansetron (58 Prozent) und bei der Kombinationstherapie (47 Prozent) gegenüber Placebo (20 Prozent). Das Fehlen von Übelkeit war signifikant größer in den aktiven Behandlungsgruppen (Dronabinol, 71 Prozent; Ondansetron, 64 Prozent; Kombinationstherapie, 53 Prozent) gegenüber Placebo (15 Prozent). Die Stärke der Übelkeit und des Erbrechens oder des Würgens war am niedrigsten bei Patienten, die mit Dronabinol behandelt worden waren. Alle aktiven Behandlungen wurden gut vertragen.

Verschiedene wissenschaftliche Institutionen in Spanien nahmen teil an einer kleinen, placebokontrollierten klinischen Studie mit einem Cannabisextrakt bei der Behandlung von Übelkeit und Erbrechen, die durch unterschiedliche Arten von Chemotherapien verursacht worden waren (Duran et al. 2010). Die mittlere tägliche Dosis betrug 12 mg THC. Die Autoren folgerten, dass Cannabis, das »einer anti-emetischen Standardtherapie hinzugefügt wurde, gut vertragen wurde und einen besseren Schutz« vor verzögerter Übelkeit und verzögertem Erbrechen bot.

Chronische Schmerzen

Es wurden insgesamt 35 kontrollierte Studien mit insgesamt 2046 Patienten zur Untersuchung der Wirkungen von cannabisbasierten Medikamenten bei der Behandlung neuropathischer und chronischer Schmerzen durchgeführt.

Patienten mit fortgeschrittenem Krebs, die bereits Opiate zur Schmerzbehandlung bekommen, können von einer zusätzlichen Behandlung mit Cannabis profitieren (Portenoy et al. 2012). Das ist das Ergebnis einer klinischen Studie mit 360 Patienten, die 5 Wochen lang zusätzlich zu ihrer bestehenden Opiatmedikation entweder den Cannabisextrakt Sativex oder ein Placebo erhielten.

Die Patienten erhielten entweder 1 bis 4 Sprühstöße, 6 bis 10 Sprühstöße oder 11 bis 16 Sprühstöße Sativex pro Tag. Vor Beginn der Studie beurteilten die Patienten in der Sativexgruppe ihre Schmerzintensität auf einer Skala von »0 = keine Schmerzen« bis »10 = stärkste Schmerzen, die Sie sich vorstellen können« mit 5,8 Punkten und in der Placebogruppe mit 5,7 Punkten. 263 Patienten schlossen die Studie ab. Die Zahl der Patienten mit einer durchschnittlichen Schmerzreduktion um 30 Prozent oder mehr für den durchschnittlichen Schmerz an den letzten 3 Tagen der Studie unterschied sich nicht zwischen der Placebo- und Sativex-Gruppe. Allerdings gab es einen Behandlungseffekt in den beiden Gruppen mit den niedrigeren Dosen. In der Niedrigdosis-Gruppe (1 bis 4 Sprühstöße) wurden die Schmerzwerte um 1,5 Punkte reduziert, in der Mitteldosis-Gruppe (6 bis 10 Sprühstöße) gab es eine Reduzierung um 1,1 Punkte, und in der Placebo-Gruppe gab es einen Unterschied von 0,75 Punkten im Vergleich zum Ausgangswert. Es gab keinen Unterschied zwischen der Hochdosis- und der Placebo-Gruppe. Nebenwirkungen waren dosisabhängig, und nur die hohe Dosis war dem Placebo unterlegen.

Die Autoren folgerten, dass Sativex »ein nützliches Zusatzanalgetikum für Patienten mit Krebsschmerzen, die nicht auf Opiate ansprechen, sein könnte.»

Schlafstörungen, Ängste und Depressionen

In Studien mit THC bei Aids- und Krebspatienten in den USA fiel auf, dass viele Teilnehmer nicht nur eine Verbesserung der körperlichen Leiden erfuhren, sondern auch eine Aufhellung ihrer durch die schwere Erkrankung ausgelösten depressiven Stimmungslage (Regelson et al. 1976). Die gehobene Stimmung durch Cannabis kann zu einer vorübergehenden Entlastung von psychischen und körperlichen Leiden führen. Cannabis kann wieder etwas Freude ins Leben bringen.

Es gibt viele Hinweise, wonach Cannabinoide den Schlaf und die Schlafbereitschaft fördern können. So schliefen in einer mehrwöchigen Laborstudie erfahrene Cannabiskonsumenten an den Tagen, an denen sie viel Cannabis konsumiert hatten, mehr und waren weniger aktiv als an Tagen mit geringem Konsum (Babor et al. 1976).

In einer Online-Umfrage mit 1513 Patienten, die Cannabis aus Verteilungsstellen erhielten, zeigten Forscher verschiedener wissenschaftlicher Institutionen in den USA, dass viele die Verwendung verschiedener anderer Medikamente reduzierten (Piper et al. 2017).

Unter den Teilnehmern, die regelmäßig Opiate einnahmen, gaben drei Viertel (76,7 Prozent) an, dass sie die Einnahme nach Beginn der medizinischen Verwendung von Cannabis reduziert hatten. Etwa zwei Drittel der Patienten reduzierten ihre Einnahme von Medikamenten gegen Ängste (71,8 Prozent), gefolgt von Medikamenten gegen Migräne (66,7 Prozent), Schlafstörungen (65,2 Prozent), Alkohol (42,0 Prozent) und Antidepressiva (37,6 Prozent).

Die Autoren schrieben, dass »eine Mehrzahl der Patienten angaben, weniger Opiate einzunehmen sowie weniger Medikamente zur Behandlung von Angst, Migräne und Schlafstörungen nach Beginn von MC [medizinischem Cannabis]«.

In einer Studie mit 880 chronischen Schmerzpatienten, die an verschiedenen Zentren in Israel behandelt wurden, wiesen jene, die verschriebene Opiate erhielten, häufiger Depressionen oder Ängste auf als jene, die mit Cannabis behandelt wurden (Feingold et al. 2017).

Von allen Teilnehmern erhielten 474 Opiate, 329 Cannabis und 77 sowohl Opiate als auch Cannabis. Die Häufigkeit für Depressionen unter den Patienten in der Opiatgruppe lag bei 57,1 Prozent, in der Cannabisgruppe bei 22,3 Prozent. Die Häufigkeit von Ängsten betrug 48,4 Prozent bei den mit Opiaten behandelten Patienten und 20,5 Prozent bei den mit Cannabis behandelten Patienten.

Die Autoren folgerten, dass »die Häufigkeit für Depressionen und Ängste bei chronischen Schmerzpatienten, die verschriebene Opiate erhalten, im Vergleich zu jenen, die MM [medizinisches Marihuana] erhalten, höher ist. Diese Befunde sollten berücksichtigt werden, wenn darüber entschieden wird, was die angemessenste Behandlungsform bei chronischen Schmerzen ist, insbesondere bei solchen, die ein Risiko für Depressionen und Ängste aufweisen.«

Wie Cannabinoide das Krebswachstum hemmen

Seit der Veröffentlichung von Chan und Kollegen aus dem Jahr 1996 wurden viele zell- und tierexperimentelle Untersuchungen durchgeführt, um zu untersuchen, welche Cannabinoide bei welchen Krebsarten wirksam sein und wie Cannabinoide Krebs bekämpfen könnten. Dabei wurde festgestellt, dass mehrere Cannabinoide in vielen experimentellen Krebsmodellen tumorhemmende Eigenschaften zeigen. Zu diesen Cannabinoiden zählen THC und CBD, die Endocannabinoide Anandamid und 2-AG (2-Arachidonoylglycerol) und verschiedene synthetische Cannabinoide, die an den CB1- und den CB2-Rezeptor binden, wie WIN 55,212-2, oder stärker an den CB2-Rezeptor binden, wie JWH-133.

Bei der Krebshemmung spielen nicht nur die Aktivierung von CB1- und CB2-Rezeptoren eine Rolle, sondern auch der TRPVR1-Rezeptor (Vanilloid-1-Rezeptor), der GPR55-Rezeptor und der TRPM8-Rezeptor (Übersicht: Ramer et Hinz 2016). Bei vielen Tumoren finden sich erhöhte Spiegel von Endocannabinoiden, was entweder ein Hinweis sein könnte, dass Endocannabinoide das Krebswachstum fördern, oder dass der Körper versucht, den Krebs durch die Aktivierung des Endocannabinoidsystems einzudämmen oder zu besiegen. Die Hypothese eines aktivierten Endocannabinoidsystems wird durch die Beobachtung unterstützt, dass sich in Krebsgewebe häufig mehr Cannabinoidrezeptoren finden als in gesunden Geweben. Auf der Ebene der Krebszellen war die Aktivierung von Cannabinoidrezeptoren zum Teil mit einer Förderung des Krebswachstums verbunden, in den meisten Fällen jedoch mit einer Hemmung des Wachstums. So führte beispielsweise die Erhöhung der Konzentration von Endocannabinoiden, die den CB1-Rezeptor aktivieren, zu einer Reduzierung der Wucherung von Darmkrebszellen (Ligresti et al. 2003).

Die Studien haben meistens gezeigt, dass die Aktivierung von Cannabinoidrezeptoren mit einer Krebshemmung einhergeht. Allerdings gibt es einige Berichte von tumorfördernden Wirkungen von Cannabinoiden.

Cannabinoide hemmen das Krebswachstum auf verschiedenen Ebenen. Dazu zählen die Hemmung des Krebswachstums durch eine Verursachung des Todes von Krebszellen durch die Auslösung von Apoptosen, eine Form des programmierten Zelltods, die Hemmung der

Krebszellvermehrung, die Hemmung der Blutgefäßneubildung und die Hemmung der Metastasenbildung. Übersichten zu diesen Mechanismen finden sich bei Velasco et al. (2016) und bei Ramer & Hinz (2016).

Verursachung des Krebszelltodes und Reduzierung des Krebswachstums

Im Jahr 2000 konnte eine Forschergruppe an der Complutense-Universität in Madrid nachweisen, dass THC Apoptosen bei Glioblastom-Zellen verursacht (Galve-Roperph et al. 2000). Dies wurde später auch für andere Krebsarten nachgewiesen. Zudem können Cannabinoide bei bestimmten Krebsarten, wie beispielsweise Melanom, Brustkrebs und Prostatakrebs neben der Induktion einer Apoptose auch den Zellzyklus bzw. die Zellvermehrung anhalten.

Die Apoptose ist eine Form des programmierten Zelltods. Dieses Selbstmordprogramm kann von außen angeregt (etwa durch Immunzellen oder Chemotherapeutika) oder aufgrund von zellinternen Prozessen ausgelöst werden (etwa nach starker Schädigung der Erbinformation). Beim Glioblastom handelt es sich um eine besonders aggressive Krebsart des Gehirns. Sowohl die Aktivierung des CB1- als auch die Aktivierung des CB2-Rezeptors stimulierten die Synthese von Ceramid, das Apoptosen fördert. Ceramide sind fettartige Verbindungen aus einer Fettsäure und einem Sphingosinmolekül.

THC verursachte weitere Veränderungen, die schließlich zur Apoptose von Glioblastom-Zellen führten. THC triggerte auch Mechanismen, die einen Autophagie-vermittelten Zelltod fördern. Bei der Autophagie bauen Zellen eigene Bestandteile ab. Autophagie ist in erster Linie ein Mechanismus, der die Zellen schützen soll, sie kann jedoch auch zum Zelltod führen. Cannabinoide induzieren bei verschiedenen Krebszellen in Zellkulturen eine Autophagie.

Ein bestimmter Signalweg in der Krebszelle, ein Autophagie-Signalweg, mit denen Cannabinoide Apoptosen induzieren und das Krebswachstum hemmen, ist mit einigen Variationen bei verschiedenen Arten von Krebszellen identisch. Das legt nahe, dass dieser Signalweg ein allgemeiner Mechanismus sein könnte, durch den die Aktivierung von CB1- und CB2-Rezeptoren den Tod von Krebszellen fördert. Es gibt noch weitere Signalwege, die bei der Wachstumshemmung von Krebszellen durch Cannabinoide eine Rolle spielen. Darunter ist ein Signalweg, der auf der Hemmung von AKT (Proteinkinase B) beruht, zumindest bei Melanom (schwarzem Hautkrebs) und Brustkrebs. Bei hormonabhängigen Tumoren könnte die Cannabinoidwirkung zumindest zum Teil auf ihrer Fähigkeit beruhen, Wachstumsfaktorrezeptoren zu beeinflussen.

Bemerkenswerterweise beeinflussen Cannabinoide nicht die Lebensfähigkeit von normalen, nicht veränderten Zellen. Dies wurde beispielsweise für Astrozyten des Gehirns und Fibroblasten, aber auch für viele andere gesunde Zellen nachgewiesen. Daher scheint die Stimulierung von Cannabinoidrezeptoren in veränderten Krebszellen und unveränderten gesunden Zellen unterschiedliche Signalwege zu aktivieren. Bisher sind die Gründe für diese Unterschiede noch nicht genau erforscht.

Bei verschiedenen Krebsarten unterscheiden sich offenbar die Funktionen des CB1- und des CB2-Rezeptors. So ist die Aktivierung des CB1- und des CB2-Rezeptors beim Glioblastom in gleicher Stärke für den Zelltod verantwortlich, während bei anderen Krebsarten (Bauchspeicheldrüse, Brust oder Leber) nur die Aktivierung des CB2-Rezeptors, nicht jedoch des CB1-Rezeptors zum Zelltod führt. Auch hier gibt es noch viele offene wissenschaftliche Fragen.

Interessanterweise fördern auch CBD, das nur sehr schwach an Cannabinoidrezeptoren bindet, und andere Cannabinoide Apoptosen bei Krebszellen. Diese Wirkung ist unabhängig von CB1- und CB2-Rezeptoren. Die Mechanismen, durch die CBD diese Wirkung verursacht, sind bisher nicht vollständig verstanden. Sie beruhen allerdings vermutlich zumindest zum Teil auf seiner Fähigkeit, die Produktion von reaktiven Sauerstoffspezies, also freien Radikalen, in Krebszellen zu fördern. Es gibt auch Hinweise, dass CBD den Tod von Krebszellen durch Aktivierung des TRPV-2-Rezeptors fördert.

Mechanismus der Cannabinoid-induzierten Apoptose

In verschiedenen Krebszellen wurde untersucht, wie Cannabinoide über die Aktivierung von Cannabinoidrezeptoren den programmierten Zelltod auslösen. In der nachfolgenden Abbildung ist der Mechanismus bei Glioblastomzellen schematisch skizziert. Bei anderen Krebszellen wurden

Induktion von Apoptosen bei Glioblastomzellen durch THC

Cannabinoide stimulieren CB1- und CB2-Rezeptoren auf der Oberfläche von Krebszellen

↓

Stimulierung der Synthese von Ceramiden

↓

Stress im endoplasmatischen Retikulum
Verstärkte Expression des Stress-regulierten Proteins p8
(NUPR1, nukleares Protein 1)
Zunahme von ATF4, CHOP und TRIB3

↓

Verstärkung der hemmenden Wechselwirkung von TRIB3 mit AKT

↓

Hemmung von mTORC1

↓

Autophagie

↓

Apoptose (programmierter Zelltod)

↓

Tod der Krebszelle

noch weitere Mechanismen entdeckt, mit denen THC zu Autophagie und Krebstod führt.

Hemmung der Blutgefäßneubildung

Die Neubildung von Blutgefäßen ist entscheidend für das Wachstum von Tumoren jenseits einer Größe von 1 bis 2 mm (Folkman 1971). In Krebszellen blockieren Cannabinoide die Bildung neuer Blutgefäße, indem sie einen bestimmten Wachstumsfaktor (vaskulärer endothelialer Wachstumsfaktor) hemmen. Dieser und weitere Mechanismen führen dazu, dass sich die Gefäßbildung in Tumoren normalisiert. Es werden dann kleinere und weniger Blutgefäße produziert. Neben THC und CBD hemmen eine Anzahl synthetischer Cannabinoide die Bildung von Blutgefäßen in Tierexperimenten mit verschiedenen Krebsarten.

Hemmung der Metastasierung

Die Aktivierung von CB1-oder von CB2-Rezeptoren (oder von beiden) reduziert auch die Bildung von Tochtergeschwülsten (Metastasen) in

Tiermodellen. Dabei werden sowohl die Wanderungsfähigkeit (Migration) von Krebszellen, ihre Fähigkeit zur Anheftung an anderes Gewebe (Adhäsion) als auch ihre Fähigkeit, in Gewebe einzudringen (Invasion), gehemmt. Dies wurde für Glioblastomzellen, Brust-, Lungen-, und Gebärmutterhals-Krebszellen in Kulturen nachgewiesen.

Bemerkenswerterweise besitzt auch CBD, das unabhängig von CB1- und CB2-Rezeptoren wirkt, in verschiedenen Tiermodellen für Krebs die Fähigkeit, die Metastasierung zu hemmen. Eine wichtige Rolle bei der Metastasierung spielen Hemmer der DNA-Bindung, so genannte Ids. In einer Untersuchung führte die Inkubation von Brustkrebszellen mit CBD zu einer Reduzierung des Id-1, was ihre Invasionsfähigkeit hemmte (McAllister et al. 2007).

Regulierung der Antitumor-Immunität

Die Aktivierung von Cannabinoidrezeptoren kann zu Veränderungen des Immunsystems im Kampf gegen Krebs führen. Zu diesen Veränderungen zählen vor allem die vermehrte Bildung entzündungshemmender Botenstoffe (Zytokine) im Immunsystem und die vermehrte Bildung regulatorischer T-Zellen, auch Suppressor-T-Zellen genannt. Regulatorische T-Zellen sind wichtig für die Unterdrückung unerwünschter Immunprozesse. Sie schützen daher vor Autoimmunerkrankungen und können andererseits von Tumorzellen genutzt werden, um Angriffen des Immunsystems zu entkommen. Es gibt daher Berichte, nach denen die Tumorbildung durch die Aktivierung von CB2-Rezeptoren gefördert wurde, in dem die Tumorüberwachung durch das Immunsystem beeinträchtigt wurde.

Andererseits können Cannabinoide unter bestimmten Bedingungen auch die Tumorüberwachung durch das Immunsystem verbessern. So war beispielsweise die Antitumorwirkung von Cannabinoiden durch die Aktivierung von CB2-Rezeptoren gegen das Melanom bei Mäusen mit normalem Immunsystem in einer Studie stärker als bei Mäusen mit unterdrücktem Immunsystem. Das legt nahe, dass das Tumorwachstum direkt durch die Aktivierung von CB2-Rezeptoren und nicht unbedingt durch eine Vermittlung durch die normale Antitumor-Funktion des Immunsystems gehemmt wurde. Das stimmt mit der Beobachtung überein, dass hohe THC-Dosen die Häufigkeit verschiedener Tumorarten bei

Ratten reduzierte. Diese Beobachtungen könnten auf den entzündungshemmenden Eigenschaften von THC beruhen, was die Entwicklung bestimmter Tumoren hemmen könnte.

Damit Cannabinoide erfolgreich gegen Krebs eingesetzt werden können, müssen die tumorhemmenden Wirkungen stärker sein als die das Immunsystem unterdrückenden und damit das Tumorwachstum potenziell fördernden Wirkungen. Dazu müssen noch weitere Studien durchgeführt werden. So könnten beispielsweise Wirkungen von Cannabinoiden auf die Tumorbildung und das Fortschreiten von Tumoren mit unterschiedlicher Empfindlichkeit gegenüber Cannabinoiden sowie das Verhalten bei Mäusen mit normalem Immunsystem und Mäusen mit gestörtem Immunsystem untersucht werden.

Umgang mit Therapieresistenz

Viele tierexperimentelle Studien zeigen, dass der Krebs bei verschiedenen Tieren nicht gleich gut auf THC anspricht. Dies ist auch von anderen Mitteln gegen Krebs bekannt. So haben Forscher untersucht, wann THC nicht wirksam bei der Behandlung des Glioblastoms ist. Dabei fanden sie heraus, dass die Aktivität bestimmter Gene (MDK), die den Wachstumsfaktor Mitkin kodieren, bei THC-resistenten Glioblastomen verstärkt war. Es ist bekannt, dass dieser Wachstumsfaktor mit einer verstärkten Bösartigkeit und Therapieresistenz gegenüber verschiedenen Chemotherapeutika verbunden ist. Diese Aktivität hemmte auch den durch THC ausgelösten Autophagie-vermittelten Zelltod durch Stimulierung von ALK (anaplastische Lymphom-Kinase). Wurden entweder MDK oder ALK ausgeschaltet, so war THC wirksam.

Daher könnte die Kombination von THC mit Substanzen, die verhindern, dass sich eine Resistenz gegen THC bildet, die Wirksamkeit von Krebstherapien mit Cannabinoiden verbessern. Tatsächlich hat die Kombination einzelner Cannabinoide mit anderen Chemotherapeutika zum Teil eine bessere krebshemmende Wirkung ergeben als die Therapie mit Cannabinoiden allein. Dies gilt beispielsweise für eine Kombination aus dem Chemotherapeutikum Temozolomid, dem Standardmedikament gegen Glioblastom, und THC und CBD.

Cannabinoid-basierte Kombinations-behandlungen

Die Verwendung von mehreren Medikamenten in der Krebstherapie hat eine Anzahl Vorteile gegenüber dem Einsatz einzelner Medikamente. Seit den sechziger Jahren ist die Kombinationstherapie ein bewährter Ansatz, der in der Therapie der akuten Leukämie bei Kindern erstmals erfolgreich eingesetzt wurde.

Die Idee hinter der Kombinationstherapie besteht darin, den Krebs an verschiedenen Stellen gleichzeitig anzugreifen. Es gibt Hinweise, dass auch Cannabinoide zusammen mit anderen krebshemmenden Medikamenten synergistisch wirken können. Dies gilt nicht nur für die oben erwähnte Kombinationstherapie von Cannabinoiden mit Temozolomid. Eine ähnliche Wirkung wurde beobachtet, wenn THC und CBD bei Mäusen mit Glioblastom mit einer Strahlentherapie kombiniert wurden (Scott et al. 2014).

> Die Vorbehandlung einer Kombination von THC und CBD über einen Zeitraum von vier Stunden vor der Strahlentherapie führte zu einer größeren Empfindlichkeit der Tumorzellen gegenüber den Strahlen als eine Vorbehandlung mit einem der beiden Cannabinoide. Bei den Tieren, die die beiden Cannabinoide bekommen hatten, reduzierte sich das Tumorvolumen im Vergleich zur nur mit der Strahlentherapie behandelten Gruppe um etwa 90 Prozent (5,5 mm^3 gegenüber 48,7 mm^3).

Die Forscher schrieben, dass »unsere Daten die Möglichkeit hervorheben, dass diese Cannabinoide Gliomzellen vorbereiten, sodass sie besser auf ionisierende Strahlen ansprechen«, und legten »einen potenziellen klinischen Nutzen für Gliompatienten durch die Verwendung dieser beiden Therapieformen« nahe.

In ähnlicher Weise zeigte eine andere Studie, dass die kombinierte Gabe von Gemcitabin, dem Standard-Chemotherapeutikum bei Bauchspeicheldrüsenkrebs, und verschiedenen Cannabinoiden die Lebensfähigkeit von Krebszellen der Bauchspeicheldrüse synergistisch reduzierte.

Nach anderen Berichten könnten Anandamid und HU-210 die krebshemmenden Wirkungen von Paclitaxel und 5-Fluorouracil verstärken.

Eine andere Herangehensweise ist die Kombination von THC mit CBD. So verstärkte die Kombination von THC und CBD die krebshemmende Wirkung von THC bei der Behandlung des Glioblastoms und reduzierte die benötigte THC-Dosis, um das Tumorwachstum zu hemmen. Wurde THC und CBD in Kombination mit dem Standardmedikament Temozolomid beim Glioblastom eingesetzt, so wurde im Tierversuch eine deutliche Reduzierung des Glioblastoms selbst bei geringen THC-Dosen festgestellt. In gleicher Weise wirkte die Kombination aus THC, CBD und Strahlentherapie synergistisch in einem Tiermodell für Glioblastom.

In Zellexperimenten konnte nachgewiesen werden, dass CBD die Empfindlichkeit von Glioblastomzellen gegenüber verschiedenen Chemotherapeutika (Temozolomid, Carmustin oder Doxorubicin) erhöhte, indem es die Aufnahme der Chemotherapeutika in die Krebszellen erhöhte und gleichzeitig die Zelltoxizität, das heißt die Giftigkeit für die Krebszellen, potenzierte (Nabissi et al. 2013).

Auch in anderen experimentellen Studien fanden sich Hinweise auf solche synergistischen Wirkungen von etablierten Standardtherapien und Cannabinoiden.

- So verstärkte CBD die Wirksamkeit des Chemotherapeutikums Doxorubicin bei Brustkrebszellen (Elbaz et al. 2016 [im Druck]).
- CBD und THC erhöhten die Empfindlichkeit von T-lymphoblastischen Leukämiezellen gegenüber dem Chemotherapeutikum Vinblastin (Holland et al. 2006).
- In einem Mausmodell für Prostatakrebs verstärkte CBD die Wirksamkeit von Bicalutamid und Docetaxel (De Petrocellis et al. 2013).
- Ein synthetisches Cannabinoid (WIN55,212-2) verstärkte die Wirksamkeit von Melphalan beim Plasmozytom (multiples Myelom) von Mäusen (Barbado et al. 2017).
- CBD verstärkte auch die Wirksamkeit zweier sogenannter Proteasom-Hemmer (Bortezomib und Carfilzomib) bei multiplen Myelom-Zellen (Nabissi et al. 2016).

Zusammenfassend lässt sich festhalten, dass in einer Anzahl von Studien nachgewiesen wurde, dass Cannabinoide die Empfindlichkeit einiger Krebszellen gegenüber verschiedenen Chemotherapeutika erhöhen können, sodass eine Kombination aus Chemotherapie und Cannabinoiden sinnvoll erscheint. Dies könnte auch zum Teil für die Strahlentherapie von Tumoren gelten.

Fallberichte mit Cannabis bei Krebserkrankungen

Im Internet findet sich eine Anzahl von Erfahrungsberichten von Krebspatienten und Ärzten, die nahelegen, dass Cannabisprodukte in einzelnen Fällen das Überleben verlängern oder den Krebs vollständig besiegt haben. Allerdings ist oft unklar, ob die Krebserkrankungen wirklich aufgrund einer Therapie mit Cannabisprodukten verbessert wurden. Dafür gibt es viele Gründe. So haben die meisten Patienten oft auch andere Therapien durchgeführt. Manchmal verschwinden Tumoren auch spontan aufgrund der Abwehrkräfte des Körpers. Wir wissen auch nicht, bei wie vielen Patienten Cannabis keinerlei Wirkungen hatte.

Allerdings gibt es mittlerweile einige bemerkenswerte Beobachtungen, die zeigen, dass Cannabinoide auch bei Menschen krebshemmende Eigenschaften entfalten. Hier sollen einige Fallberichte, eine Pilotstudie mit THC bei neun Patienten mit Glioblastom aus dem Jahr 2006, einige epidemiologische Studien aus den USA zu den Wirkungen des Cannabisrauchens auf Lungenkrebs und andere Tumoren der Atemwege, sowie eine erste placebokontrollierte klinische Studie mit einem Cannabisextrakt beim Glioblastom aus dem Jahr 2017 vorgestellt werden.

Rückgang gutartiger Hirntumoren bei zwei Kindern

Wissenschaftler des Kinderkrankenhauses von British Columbia in Vancouver (Kanada) stellten zwei Fälle von Kindern mit pilozytischem Astrozytom vor, die sich einer Operation mit unvollständiger Entfernung des Tumors unterzogen hatten (Foroughi et al. 2011).

> In beiden Fällen blieb etwas Tumorgewebe im Gehirn zurück. In den ersten drei Jahren nach der Operation gab es im ersten Fall keine Veränderung der Tumorgröße und im zweiten Fall eine leichte Vergrößerung, gefolgt von einer Abnahme der Tumormasse beider Tumoren in den darauffolgenden drei Jahren. Keiner der Patienten erhielt eine konventionelle zusätzliche Therapie.

Die Forscher stellten fest, dass »die Tumoren in dem gleichen Zeitraum zurückgingen, als Cannabis via Inhalation konsumiert wurde, was die Möglichkeit eröffnet, dass Cannabis eine Rolle bei der Tumorregression spielte«.

Das pilozytische Astrozytom (PA) ist ein Tumor des Gehirns, der häufiger bei Kindern und jungen Erwachsenen auftritt. Diese Tumoren wachsen im Allgemeinen langsam, können jedoch sehr groß werden. Sie werden als gutartige Tumoren betrachtet. Die Autoren stellten fest, dass es »zunehmend anerkannt ist, dass die Zurückbildung von PA-Resten nicht selten ist«, und dass »die Ursache der Zurückbildung in jedem einzelnen Fall eine Kombination von Faktoren umfassen könnte.» Sie mahnen zur Zurückhaltung hinsichtlich aggressiver chirurgischer Eingriffe bei kleinen PA-Resten, »selbst wenn es offenbar eine leichte Progression gibt, da eine Regression später auftreten kann. Weitere Forschung erscheint sinnvoll, um die zunehmend anerkannten Wirkungen von Cannabis / Cannabinoiden bei Gliomen zu beleuchten.«

In diesem Zusammenhang ist eine Studie aus Chicago in den USA interessant, die gezeigt hat, dass wenig aggressive Gliome, die nach inkompletter chirurgischer Entfernung stabil blieben oder sich sogar spontan zurückbildeten, höhere Konzentrationen an CB1-Rezeptoren aufwiesen, als Tumoren, die wieder an Größe zunahmen (Sredni et al. 2016). Die Wissenschaftler vermuten, dass Endocannabinoide, die diese CB1-Rezeptoren aktivieren, für diese krebshemmende Wirkung verantwortlich sein könnten.

Rückgang gutartiger Myome der Gebärmutter

Eine meiner Patientinnen hatte im Jahr 2016 im Alter von 51 Jahren in Spanien eine kurmäßige Anwendung eines Cannabisextrakts über drei Monate durchgeführt. Ihr Ziel war eine Verbesserung eines schweren Lymphödems, was auch in der Tat gelang. Nebenbei gingen auch ihre Myome der Gebärmutter zurück. Etwa 80 bis 90 Prozent aller Frauen haben Myome, auch Leiomyome genannt, gutartige Tumoren der glatten Muskulatur. In etwa 90 Prozent der Fälle befinden sich die Myome in der Gebärmutter. Bei einem relativ großen Anteil der betroffenen Frauen verursachen Gebärmuttermyome Symptome, nach einer Übersicht im *Deutschen Ärzteblatt* bei etwa 25 bis 30 Prozent aller Frauen im Alter zwischen 30 und 50 Jahren. Zu den häufigsten Symptomen zählen verstärkte und verlängerte Menstruationsblutungen, schmerzhafte Blutungen, Fremdkörpergefühl, Beeinträchtigungen und Schmerzen beim Geschlechtsverkehr, beim Urinieren oder beim Stuhlgang.

Vor ihrer Reise nach Spanien war ihr in der Universitätsklinik Tübingen erklärt worden, dass man sie aufgrund der Größe ihrer Myome in der Gebärmutter wohl werde operieren müssen. Es könne dann aber eventuell aufgrund der Operation eine weitere Abnahme des Lymphabflusses aus den Beinen und damit eine weitere Verschlechterung des Lymphödems eintreten. Nachdem sie wieder in Deutschland war, wurde im Krankenhaus eine erneute Ultraschalluntersuchung durchgeführt. In einem Brief schrieb sie mir:

> Nach meiner Rückkehr musste ich dann zum Operationsvorbereitungsgespräch nach Tübingen – und es war eine große Überraschung: Sämtliche Myome waren kleiner geworden, die Zyste war kleiner geworden und sah anders aus (glatter Rand). Eine Onkologin war beim Ultraschall total überrascht und hat dann noch zwei weitere Ärzte ins Untersuchungszimmer gerufen, das war sehr aufregend für mich. Sie haben dann die Ultraschallbilder vom letzten Mal verglichen. Alle drei haben mich dann ganz ernsthaft befragt, was um alles in der Welt ich genommen hätte, denn sie alle hatten noch nie erlebt, dass Myome kleiner werden.

Am Ende des Krankenhausbesuchs habe ihr ein Onkologe gesagt: »Ich beglückwünsche Sie zu diesem überraschend guten Ergebnis. Da haben Sie echt noch mal Glück gehabt, dass wir Sie jetzt doch nicht operieren müssen. Also ganz egal, was Sie da genommen haben, nehmen Sie es weiter!«

Absterben aggressiver Leukämiezellen

In einem Fall aus Kanada wurde ein Mädchen mit einer aggressiven Form einer Kinderleukämie (Philadelphia-Chromosom-positive akute lymphoblastische Leukämie) von ihrer Familie mit verschiedenen Cannabisextrakten behandelt, nach dem Standard-Therapien erfolglos waren (Singh et Bali 2013). Die Therapie wurde mit verschiedenen Untersuchungen, unter anderem des Blutes, von ihren behandelnden Ärzten begleitet. Zum Zeitpunkt der Diagnose im Jahr 2006 war die Patientin 14 Jahre alt. Bei ihr waren Chemotherapie, Knochenmarkstransplantation und Strahlentherapie über einen Zeitraum von 34 Monaten erfolglos geblieben, sodass die Behandlung schließlich Anfang 2009 abgebrochen wurde. Im Krankenblatt wurde vermerkt, dass die Patientin »an einer terminalen bösartigen Erkrankung leidet. Sie wurde bis an die Grenzen der verfügbaren Therapie behandelt. Es wird keine weitere aktive Maßnahme unternommen.«

Da es keine weitere Möglichkeit zur Therapie gab, mit Ausnahme palliativer Maßnahmen, wie etwa Linderung von Schmerzen, entschloss sich die Familie zu einer Therapie mit verschiedenen oralen Cannabisextrakten.

Durch die Behandlung mit Cannabis kam es zu einem deutlichen Abfall der bösartig veränderten Blutzellen. Zunächst nahm die Zahl der bösartigen Zellen im Blut unter der Therapie mit Cannabis weiter zu, dann jedoch mit zunehmender THC-Dosis deutlich ab. Die THC-Dosis war langsam gesteigert worden, damit die Patientin sich an die zunehmend höhere Dosierung gewöhnen konnte. 27 Tage nach dem Beginn der Cannabistherapie war die Zahl der Krebszellen im Blut auf ein Maximum angestiegen und fiel innerhalb weniger Tage drastisch ab.

Aufgrund der fortgeschrittenen Erkrankung und der langzeitigen starken Therapien hat die Patientin dennoch nicht überlebt. Es traten Infekte auf, Blutungen und schließlich eine Darmentzündung mit Darmdurchbruch, sodass sie daran verstarb.

Äußerliche Behandlung des Basalioms und der aktinischen Keratose

Im Juli 2016 besuchte mich ein 74 Jahre alter Mann in meiner Praxis. Er litt an wiederkehrenden Basalzellkarzinomen, die auch als Basaliome bezeichnet werden, sowie an einer aktinischen Keratose.

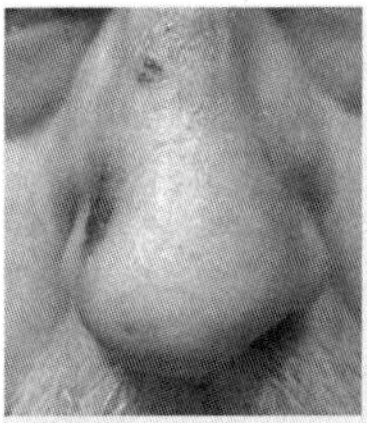

Abb. 2: 75-jähriger Mann mit wiederholt auftretenden Basaliomen nach mehrfacher Operation und Bestrahlung. Vor der Therapie mit Cannabisextrakt.

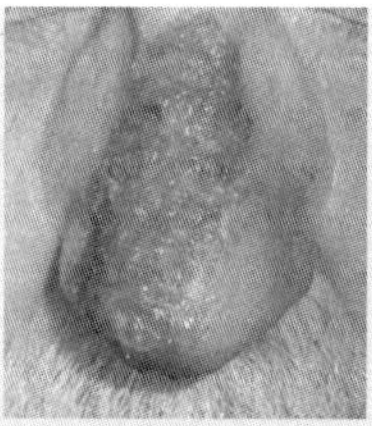

Abb. 3: Eine Woche nach Beginn der örtlichen Gabe eines THC-reichen Cannabisextrakts (4 x täglich).

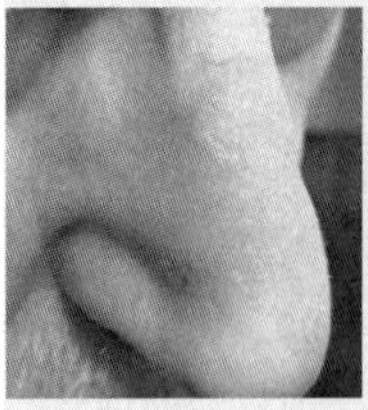

Abb. 4: Zwei Wochen nach Beginn der Therapie. Beendigung der Behandlung.

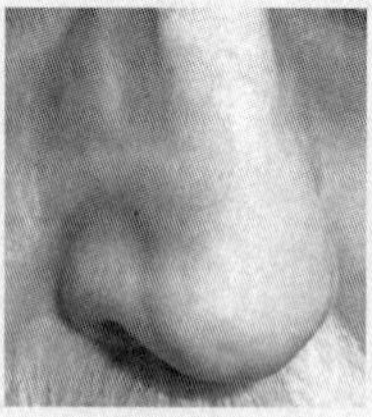

Abb. 5: Nachkontrolle nach 10 Monaten.

Das Basaliom ist eine bösartige Krebserkrankung der Haut. Bevorzugte Lokalisationen sind der Sonne ausgesetzte Gesichtsregionen, wie zum Beispiel Stirn, Nase und Ohren. Das Basalzellkarzinom kann wie ein bösartiger Tumor das umliegende Gewebe schädigen und sogar Knochen infiltrieren, bildet aber nur extrem selten (in 0,03 Prozent der Fälle) Metastasen. Die aktinische Keratose ist eine durch langjährige intensive Einwirkung von Sonnenlicht verursachte chronische Schädigung der verhornten Oberhaut, typischerweise mit rötlichen, fest haftenden Schuppen auf der Haut. Die Hautschädigung schreitet nur langsam fort, kann aber nach Jahren in eine Form des Hautkrebses übergehen: das Plattenepithel-Karzinom oder Spinaliom.

Mehrere Basaliome auf der Nase wurden bei meinem Patienten erstmals im Jahr 2003 diagnostiziert und 2004 und 2014 mit einer Bestrahlung behandelt. Im Jahr 2006 wurde eine großflächige Hauttransplantation auf die Nase vorgenommen. Nach einem Arztbericht der Klinik für Dermatologie und Venerologie der Universität Köln vom Februar 2016 war das Basaliom an zwei Stellen auf der Nase zurückgekehrt. Er lehnte eine erneute Operation ab und machte einen Termin in meiner Praxis aus. In Absprache mit seinem Hautarzt hatte er eine kleine Menge eines THC-reichen Cannabisextrakts (Haschischöl) viermal täglich auf die betroffenen Stellen appliziert. Innerhalb von zwei Wochen heilten sie ab (siehe Abbildungen 2 bis 5). Auch die aktinische Keratose auf dem Schädel heilte vollständig ab. Allerdings dauerte das 4 Wochen.

Rick Simpson aus Kanada, der im Internet viel Aufmerksamkeit erzielt, litt ebenfalls an einem Basaliom und hat diesen Tumor vermutlich als erster erfolgreich mit einem Cannabisextrakt geheilt.

Studien zu Cannabis und Krebs beim Menschen

Zum Zusammenhang zwischen Cannabis und Krebs können epidemiologische und klinische Studien wissenschaftliche Erkenntnisse liefern. Die Epidemiologie ist die wissenschaftliche Disziplin, die sich mit der Verbreitung sowie den Ursachen und Folgen von gesundheitsbezogenen Zuständen und Ereignissen in Bevölkerungen oder Populationen beschäftigt, beispielsweise zum Zusammenhang zwischen Tabakrauchen und Lungenkrebs. Das unterscheidet die Epidemiologie von der klinischen Medizin, bei der es darum geht, einem einzelnen Menschen in einem konkreten Krankheitsfall zu helfen. In klinischen Studien werden oft zwei oder drei Gruppen verglichen, die unterschiedliche Therapien erhalten haben.

Übersicht über epidemiologische Studien

Verschiedene Institutionen in den USA von der Universität von Kalifornien und der Universität von Utah haben in Zusammenarbeit mit der Internationalen Agentur für Krebsforschung (IARC) der Weltgesundheitsorganisation die bisherigen epidemiologischen Daten zum Zusammenhang zwischen Cannabisrauchen und Krebs zusammengefasst (Huang et al. 2015).

Danach gibt es bisher 34 epidemiologische Studien zu diesem Thema, darunter 11 zu Krebsarten des oberen Verdauungstraktes und der Atemwege, 6 zu Lungenkrebs, 3 zu Hodenkrebs, 6 zu Krebsarten im Kindesalter, zwei zu Non-Hodgkin-Lymphom sowie jeweils eine zu bösartigen Gliomen, Blasenkrebs, Kaposi-Sarkom, Analkrebs und Peniskrebs. Es gab zum Teil leicht erhöhte und zum Teil leicht erniedrigte Krebsrisiken durch das Rauchen von Cannabis.

Die Autoren kamen zu dem Ergebnis, dass bisher keine abschließende Bewertung möglich ist und fordern weitere methodisch gute Studien zum Zusammenhang zwischen Cannabisrauchen und Krebs.

Ergebnisse der größten drei epidemiologischen Studien

Die drei größten epidemiologischen Studien wurden in den USA durchgeführt und 1997, 2006 bzw. 2015 veröffentlicht.

In der ersten dieser beiden Studien wurden 64 855 Personen in Kalifornien im Alter von 15 bis 49 Jahren in den Jahren 1979 bis 1984 hinsichtlich ihrer Rauchgewohnheiten, inklusive ihres Cannabiskonsums, befragt (Sidney et al. 1997).

Im Verlauf der bis zum Jahre 1993 durchgeführten Studie wurden alle auftretenden Krebserkrankungen der Teilnehmer festgehalten. Im Durchschnitt wurden die Teilnehmer der Studie 8,6 Jahre lang beobachtet. 40 Prozent der Cannabiskonsumenten rauchten keinen Tabak, sondern, wie dies in den USA im Gegensatz zu Europa häufig üblich ist, ausschließlich Cannabis. Insgesamt traten im Beobachtungszeitraum 379 Krebsfälle bei den Männern und 1042 Krebsfälle bei den Frauen auf. Während Tabakkonsum mit Lungenkrebs und anderen Krebsarten assoziiert war, die gehäuft bei Tabakrauchern auftreten, war das für Cannabiskonsum nicht der Fall. Nach Berücksichtigung möglicher weiterer Einflussfaktoren erhöhte Cannabiskonsum weder bei den Frauen noch bei den Männern das Risiko für die Entwicklung irgendeiner Krebsart. Die Dauer des Konsums hatte dabei keinen Einfluss auf das Krebsrisiko.

Trotz der großen Zahl der Teilnehmer ist die Studie allerdings von begrenzter Aussagekraft. Dies liegt an der relativ kurzen Beobachtungsdauer. Ein Zeitraum von acht Beobachtungsjahren ist für das Auftreten einer Krebserkrankung relativ kurz, denn häufig entsteht Krebs erst nach 10 oder 20 Jahren nach einer Schädigung durch krebserregende Substanzen, durch Röntgenstrahlen oder durch andere mögliche Krebsursachen. Daher hilft die Untersuchung nur eingeschränkt dabei, Langzeitfolgen eines Cannabiskonsums auf das Krebsrisiko abzuschätzen.

Die zweite dieser großen epidemiologischen Studien wurde von der Arbeitsgruppe um Dr. Tashkin, Professor an der Universität von Kalifornien in Los Angeles, durchgeführt und von der Internationalen Agentur für Krebsforschung (IARC) in Lyon (Frankreich) veröffentlicht (Hashibe et al. 2006). Professor Tashkin befasst sich seit vielen Jahren mit den möglichen krebserregenden Folgen des Cannabiskonsums, und er war selbst überrascht, dass seine epidemiologische Studie seine Vermutung nicht bestätigte, dass Cannabisrauchen Krebs verursacht.

Die Forscher hatten 1212 Personen, die an unterschiedlichen Krebsarten erkrankt waren (611 mit Lungenkrebs, 303 mit Krebs des Mundes, 100 mit Rachenkrebs, 90 mit Kehlkopfkrebs und 108 mit Speiseröhrenkrebs) mit 1040 Gesunden hinsichtlich ihrer Lebensgewohnheiten verglichen, um mögliche Risikofaktoren für die Krebsentwicklung zu ermitteln. Alle Teilnehmer stammten aus dem Kreis Los

Angeles und waren während des Studienzeitraums (1999 bis 2004) zwischen 18 und 65 Jahre alt. Alle Teilnehmer wurden ausführlich hinsichtlich ihres Tabak-, Alkohol- und Cannabiskonsums, ihrer Ernährungsweise, möglicher Umweltfaktoren, Hinweisen auf eine erblich bedingte Häufung von Krebs in der Familie und ihrer beruflichen Tätigkeit befragt. Die Studie kam zu dem Ergebnis, dass selbst starkes und langzeitiges Cannabisrauchen nicht mit Lungenkrebs und anderen Krebsarten des oberen Magen-Darm-Traktes oder der Atemwege verbunden war. Es gab keine Dosis-Wirkungsbeziehung, was bedeutet, dass starke Cannabisraucher kein höheres Krebsrisiko aufwiesen als gelegentliche Konsumenten. Die Odds Ratio (das Risikoverhältnis), durch starken Cannabiskonsum an Mundkrebs zu erkranken, betrug 1,1, für Kehlkopfkrebs 0,84, für Lungenkrebs 0,62, für Rachenkrebs 0,57 und für Speiseröhrenkrebs 0,53. Eine Odds Ratio von unter 1 bedeutet ein reduziertes Risiko. Das Risiko für starke Cannabiskonsumenten, an Lungenkrebs zu erkranken, war also um 38 Prozent erniedrigt. Die gewonnenen Daten zum Tabakkonsum zeigten wie erwartet einen sehr starken Effekt der Rauchintensität auf das Krebsrisiko. Starke Tabakraucher wiesen ein 20-mal so hohes Lungenkrebsrisiko auf wie Nichtraucher.

Diese Studie hat vermutlich die bisher höchste Aussagekraft, da sie relativ viele starke Cannabiskonsumenten einschloss. Die Autoren schreiben, dass ihre Daten nahelegen, dass »der Zusammenhang zwischen diesen Krebsarten und Marihuana, selbst bei langzeitigem und starkem Konsum, nicht stark ist und unterhalb praktisch zu entdeckenden Schwellen liegt«.

Sie weisen auf mögliche krebshemmende Eigenschaften von Cannabinoiden hin, die den krebsfördernden Eigenschaften der im Rauch vorkommenden Verbrennungsprodukte entgegengewirkt haben könnten: »Auch wenn es nur spekulativ ist, so ist es möglich, dass diese inversen Beziehungen eine schützende Wirkung von Marihuana widerspiegeln. Es gibt jüngere Hinweise aus Zellkultur-Systemen und Tiermodellen, dass Delta-9-Tetrahydrocannabinol, der wichtigste psychoaktive Bestandteil in Marihuana, und andere Cannabinoide das Wachstum einiger Tumoren durch die Modulierung von Schlüsselsignalwegen hemmen könnten, was zu Wachstumsstopp und Zelltod führt, sowie durch Hemmung der Tumor-Angiogenese [Bildung neuer Blutgefäße im Tumor].«

In einer Studie des Kaiser Permanente Los Angeles Medical Center (USA) mit 84 170 Männern im Alter zwischen 45 und 69 Jahren war Cannabiskonsum mit einer um 45 Prozent reduzierten Häufigkeit von Blasenkrebs assoziiert, während Tabakkonsum mit einer Erhöhung des

Krebsrisikos um 52 Prozent verbunden war (Thomas et al. 2015). Die Autoren folgerten, dass Cannabiskonsum in dieser Population »invers mit dem Blasenkrebsrisiko assoziiert sein könnte«.

Pilotstudie mit THC bei Glioblastom

Ergebnisse einer offenen Studie mit THC bei neun Patienten mit Gehirnkrebs, die in einem Krankenhaus auf Teneriffa, Spanien, durchgeführt worden war, wurden im *British Journal of Cancer* veröffentlicht (Guzman et al. 2006).

> Die Patienten litten an einem Glioblastom, einem sehr aggressiven Hirntumor, und waren erfolglos mit einer Standardtherapie (Operation und Strahlentherapie) behandelt worden. Die mediane Überlebenszeit nach der THC-Behandlung betrug 24 Wochen. Zwei Patienten überlebten nahezu ein Jahr.
> THC wurde über einen kleinen Katheter, dessen Spitze bei einer Operation in den Tumor gelegt worden war, direkt in den Tumor verabreicht. Die anfängliche Dosis betrug 20 bis 40 Mikrogramm, was auf 80 bis 180 Mikrogramm pro Tag gesteigert wurde. Die Patienten wurden 10 bis 64 Tage behandelt. Die Behandlung wurde von allen Patienten gut vertragen.
> Die Tumoren der neun Patienten wiesen unterschiedliche Konzentrationen an CB1- und CB2-Rezeptoren auf, es gab jedoch keine Beziehung zwischen der Zahl der Rezeptoren und dem Überleben. Wegen des Studiendesigns war es nicht möglich, die Wirkung von THC auf das Überleben zu bestimmen. Dies hätte eine Kontrollgruppe verlangt, die nicht oder mit einer anderen Therapie behandelt worden wäre.

Ein Vergleich mit der Überlebenszeit in Pilotstudien mit anderen Medikamenten legt nahe, dass THC in dieser Studie für die Patienten von Nutzen war.

Erste kontrollierte Studie bei Hirnkrebs

Erstmals wurde im Jahr 2017 eine Studie veröffentlicht, die nachweist, dass Cannabis nicht nur im Tierversuch, sondern auch beim Menschen das Krebswachstum hemmen und das Überleben verbessern kann. Der Hersteller des Cannabisextrakts Sativex gab in einer Pressemitteilung vom 7. Februar 2017 bekannt, dass sein Produkt in einer Studie mit 21 Patienten, die an einem Glioblastom litten, das Überleben deutlich verlängerte (www.gwpharm.com/about-us/news). Sativex ist ein Mundspray, das etwa gleiche Mengen an THC und CBD (Cannabidiol) enthält.

Das Glioblastom ist der häufigste Hirnkrebs beim Menschen und führt ohne Behandlung innerhalb weniger Monate zum Tod. Die Behandlung besteht aus Operation, Strahlentherapie und Chemotherapie. Allerdings führt dieser sehr aggressive Krebs trotz der üblichen Behandlungsverfahren durchschnittlich in etwa 15 Monaten zum Tod. Nach der Operation kommt der Krebs häufig zurück. Man spricht von einem Rezidiv. Das wirksamste Chemotherapeutikum beim Glioblastom ist Temozolomid, in Deutschland unter dem Namen Temodal bekannt.

An der nun vorgestellten Studie durften Patienten mit einem Rezidiv eines Glioblastoms teilnehmen. Von den 21 Teilnehmern erhielten 12 Patienten Temozolomid plus Cannabisextrakt, und 9 Patienten erhielten die Standardtherapie mit Temozolomid plus Placebo. Nach einem Jahr lebten noch 53 Prozent der Patienten, die nur Temozolomid und das Placebo erhalten hatten, während die 1-Jahresüberlebensrate in der Sativex-Gruppe 83 Prozent betrug. Dieser Unterschied war statistisch signifikant. Die mediane Überlebensdauer betrug in der Cannabisgruppe etwa 550 Tage, verglichen mit etwa 370 Tagen in der Placebogruppe. Cannabis wurde im Allgemeinen gut vertragen.

Diese vielversprechenden Ergebnisse sind von erheblicher Bedeutung, da Cannabinoide anders als andere Krebsmedikamente wirken, sodass der Zusatz von THC und CBD bzw. entsprechender Cannabisprodukte das Therapieergebnis von Standardtherapien möglicherweise auch bei anderen Krebsarten verbessern kann. Das legen tierexperimentelle Studien nahe.

Der Hersteller von Sativex fühlt sich nun ermutigt, weitere Untersuchungen bei Krebs in anderen Organen durchzuführen, darunter Lunge, Brust, Bauchspeicheldrüse, Melanom (schwarzer Hautkrebs), Gebärmutter, Magen, Nieren, Prostata und Harnblase, weil es experimentelle Hinweise gibt, dass Cannabinoide auch bei diesen Krebsarten wirksam sein könnten.

Beobachtungen bei einzelnen Krebsarten in experimentellen Studien

Die bisherigen wissenschaftlichen Erkenntnisse zu den krebshemmenden Eigenschaften von Cannabinoiden beruhen vor allem auf Experimenten mit Zellen und Tieren. Eine Übersicht zu tierexperimentellen Daten findet sich bei LADIN et al. (2016). Es ist eindeutig erwiesen, dass THC, CBD und einige andere Cannabinoide in der Petrischale Krebszellen zerstören können. Experimente mit Tieren liefern mehr Informationen als Zellexperimente, weil die Cannabinoide dann auf den ganzen Organismus wirken – nicht nur auf den Krebs, sondern beispielsweise auch auf das Immunsystem – und zudem einzelne Zellen anders reagieren können als eine Ansammlung von Krebszellen, ein Tumor. Daher sind Tierexperimente aussagekräftiger als Zellexperimente.

Aber auch Tierexperimente haben nur eine vorläufige Aussagekraft. Viele Substanzen, die für medizinische Zwecke erforscht wurden und bei Tieren erfolgreich waren, haben sich schließlich nicht als Medikamente bei Menschen durchsetzen können. Es gibt viele Beispiele, die zeigen, dass Ergebnisse aus Tierversuchen nicht so einfach auf den Menschen übertragen werden können. Das gilt sowohl für erwünschte therapeutische Wirkungen als auch für mögliche Nebenwirkungen. So verursacht Thalidomid (Contergan) bei Mäusen keine Missbildungen, jedoch beim Menschen, mit fatalen Folgen. Ein kranker Mensch ist nicht das Gleiche wie ein Mausmodell einer bestimmten Erkrankung. Daher lassen sich die Ergebnisse von Tierexperimenten nicht so einfach auf die Situation beim Menschen übertragen. Sie geben jedoch deutliche Hinweise, insbesondere dann, wenn vorläufige Daten beim Menschen diese Hinweise unterstützen, wie dies bei Cannabis und Krebs der Fall ist.

Es gibt mehrere Krebsmodelle bei Tieren. Dabei werden vor allem Nagetiere (Mäuse, Ratten) eingesetzt.

1. Das Modell der chemischen Karzinogenese (Krebsentstehung)

Bei diesem Modell werden normalerweise zwei bekannte Substanzen verwendet, die Krebs verursachen, so genannte Karzinogene, ein

Initiator und ein Promotor. Der Initiator führt zu einer irreversiblen Schädigung des genetischen Materials (DNA). Der Promotor erhöht die Zellvermehrung und weitere Genschäden.

2. Modelle mit implantierten Tumoren

Bei den eingepflanzten bzw. implantierten Tumoren gibt es vor allem zwei gebräuchliche Unterarten: das Allograft-Modell und das Xenograft-Modell.

Beim Allograft-Modell werden Tumorzellen des Tieres unter die Haut von Tieren mit intaktem Immunsystem injiziert. Beim Xenograft-Modell werden dagegen überwiegend Tumorzellen, die von Menschen gewonnen wurden, unter die Haut oder andere Regionen von Tieren injiziert, die kein intaktes Immunsystem mehr besitzen. Sonst würde das Immunsystem der Tiere die fremden Zellen gleich eliminieren. Beim orthotopischen Modell werden die Tumorzellen direkt in das Organ oder System injiziert, zu dem der Tumor gehört.

3. Genetische Mausmodelle

Bei diesen Tiermodellen werden genetisch veränderte Mäuse eingesetzt, die spontan schneller Tumoren entwickeln, weil beispielsweise Onkogene vermehrt vorhanden sind. Daneben gibt es Tiermodelle, bei denen Tieren bestimmte Gene fehlen, die eine Bedeutung für die Krebsentwicklung haben oder haben könnten.

Alle diese Modelle haben bestimmte Vorteile und Nachteile.

Hirnkrebs

Bis 2016 wurden 18 Publikationen mit tierexperimentellen Studien mit Cannabinoiden veröffentlicht. Dabei wurden zum Teil ein Cannabinoid und zum Teil parallel zwei Cannabinoide eingesetzt, um deren Wirksamkeit zu vergleichen. In zwei Studien wurden zwei Cannabinoide (THC und CBD) kombiniert. In den Untersuchungen wurde die Wirksamkeit von THC, CBD sowie einiger synthetischer Cannabinoide (JWH-133, WIN 55,212-2, KM-233 und HU-210) untersucht. In einigen Studien wurde die Wirksamkeit von Cannabinoiden in mehreren Tiermodellen verglichen.

In allen Fällen zeigte sich ein deutlicher tumorhemmender Effekt. In einer Studie mit JWH-133 nahm die Größe des Tumors und der Blutgefäße des Tumors ab (Blazquez et al. 2003). In einer Studie mit CBD nahm die Tumorgröße zunächst ab, es entwickelte sich jedoch eine Resistenz gegen diese Wirkung (Singer et al. 2015). Wurde THC zusammen mit dem Standardmedikament Telozolomid gegen Glioblastom in einem Xenograft-Modell verwendet, so war die Reduzierung der Tumorgröße stärker als durch THC oder Telozolomid allein (Torres et al. 2011). In dieser Studie war auch die Kombination aus THC und CBD stärker wirksam als THC oder CBD allein, und die Wirksamkeit von THC plus CBD plus Telozolomid führte zu einer stärkeren Reduzierung des Tumors als THC, CBD oder Telozolomid allein. In einer weiteren Studie verstärkte eine Kombination aus CBD und THC den krebszerstörenden Effekt der Strahlentherapie (Scott et al. 2014). Nach Forschung von chinesischen Wissenschaftlern ist das Endocannabinoidsystem in menschlichen Gliomen verändert (Wu et al. 2012). Die Konzentration des Endocannabinoids Anandamid war erniedrigt, während der Spiegel von 2-AG (2-Arachidonoylglycerol) in Gliomgewebe erhöht war. Der Spiegel der Cannabinoidrezeptoren CB1 und CB2 war ebenfalls erhöht.

Eine der wegweisendsten Studien zum krebshemmenden Effekt von THC beim Glioblastom wurde von der Arbeitsgruppe um Professor Manuel Guzman von der Complutense Universität in Madrid im Jahr 2000 veröffentlicht (Galve-Roperh et al. 2000).

Bei 45 Ratten wurden maligne Gliome (Glioblastome) induziert, eine sehr bösartige Tumorart, die aus Gliazellen, also aus Stützgewebe im Gehirn, entsteht. Ein Drittel der Tiere wurde mit THC behandelt, ein weiteres mit dem Cannabinoidagonisten WIN-55,212-2 und das restliche Drittel blieb unbehandelt. Die unbehandelten Ratten starben innerhalb von 18 Tagen. Die beiden Cannabinoide hatten allerdings einen dramatischen Effekt. Innerhalb von sieben Tagen zerstörten sie die Tumoren in einem Drittel der behandelten Ratten und verlängerten das Leben eines weiteren Drittels bis zu sechs Wochen. Zwölf Tage nach der Injektion von Tumorzellen wurden THC oder WIN-55,212-2 7 Tage lang kontinuierlich direkt an die Tumorstelle injiziert. Die THC-Gabe war bei drei Tieren unwirksam und verlängerte das Überleben von neun Ratten auf 19 bis 35 Tage. Der Tumor war bei drei THC-behandelten Tieren vollständig verschwunden. Ebenso war das synthetische Cannabinoid unwirksam bei sechs Ratten, verlängerte das Überleben von vier Ratten auf 19 bis 43 Tage und rottete den Tumor bei fünf Tieren vollständig aus.

In einem Kommentar für Nature Medicine erklärte Prof. Daniele Piomelli von der Universität von Kalifornien in Irvine, Herausgeber der Zeitschrift *Cannabis and Cannabinoid Research,* diese Befunde könnten von großer Bedeutung sein (Piomelli 2000). Es sei dies die erste überzeugende Studie, die zeige, dass eine auf Marihuana basierende Behandlung Krebs bekämpfen könnte. Wenn die Substanz auch gut am Menschen funktioniere, sagte Piomelli, dann würde dies »ein Papier von großer Wichtigkeit«.

In Zellexperimenten sieht das manchmal anders aus. So untersuchten italienische Wissenschaftler die Bedeutung des CB1-Rezeptors bei Glioblastomzellen (Ciaglia 2015). CB1-Rezeptoren sind üblicherweise in diesen Krebszellen vermehrt. Die Blockade des Rezeptors durch den CB1-Rezeptorantagonisten SR141716 (Rimonabant) führte zur Hemmung des Krebszellwachstums.

Darmkrebs

Bis 2016 wurden insgesamt sieben Publikationen mit tierexperimentellen Studien mit CBD, einem CBD-reichen Cannabisextrakt, CBG (Cannabigerol) und den synthetischen Cannabinoiden HU-331 und O-1602 durchgeführt. In allen Studien wurde jeweils nur ein Cannabinoid untersucht. In allen Fällen wurden krebshemmende Eigenschaften nachgewiesen. Außerdem war das synthetische Cannabinoid HU-331, das aus Cannabidiol synthetisiert wird, weniger giftig als das Chemotherapeutikum Doxorubicin (Kogan et al. 2007). Es reduzierte die Blutgefäßneubildung (Kogan et al. 2006) und reduzierte das Tumorwachstum (Kogan et al. 2004). CBD und CBD-Extrakte reduzierten die Zahl der Polypen und Tumoren (Romano et al. 2014, Aviello et al. 2012). Erhöhte Endocannabinoid-Spiegel hemmten die Entwicklung von Krebs-Vorstufen im Darm von Mäusen (Izzo et al. 2008). In einer Studie aus dem Jahr 2014 zeigten Forscher von der Universität von Neapel, dass Cannabigerol, ein nicht psychotropes Cannabinoid der Hanfpflanze, ebenfalls die Entwicklung von Dickdarmkrebs bei Mäusen hemmte (Borelli et al. 2014). Diese Wirkung wurde durch einen neuen Mechanismus, eine Hemmung des TRPM8 (transientes Rezeptor-Potenzial M8) vermittelt.

Britische Wissenschaftler demonstrierten, dass auch THC eine Apoptose bei Krebszellen von Tumoren des Dickdarms verursacht (Greenhough

2007). Danach sind also die natürlichen Cannabinoide THC, CBD und CBG möglicherweise bei Dickdarmkrebs von Nutzen.

Nach einer Studie am italienischen Institut für Krankheiten des Verdauungsapparates in Bari (Italien) reduzierte das Endocannabinoid Anandamid den Spiegel der sogenannten Polyamine (Putrescin, Spermidin und Spermin) in menschlichen Dickdarmkrebszellen und hemmte die Vermehrung der Krebszellen (Linsalata et al. 2010). Diese Wirkungen waren durch den CB1-Rezeptor vermittelt. Polyamine sind Substanzen, die eine wichtige Rolle bei der Zellvermehrung spielen. gemäß Forschung an der Umea-Universität (Schweden) ist die Zahl der CB1-Rezeptoren mit der Krankheitsschwere und dem Überleben von Patienten mit Dickdarmkrebs assoziiert (Gustafsson et al. 2011). Eine hohe CB1-Rezeptordichte auf Krebszellen war bei bestimmten Dickdarmkrebstypen mit einer schlechteren Prognose verbunden. Gleichzeitig könnte eine hohe CB1-Rezeptorkonzentration auch die Wirksamkeit von Cannabinoiden erhöhen. Quercetin ist ein Flavonoid, das in Obstsorten und Gemüse weit verbreitet ist. Bei Experimenten mit menschlichen Dickdarmkrebszellen wurden seine krebshemmenden Wirkungen durch den CB1-Rezeptor vermittelt (Refolo et al. 2015). Flavonoide sind sekundäre Pflanzenstoffe, die beispielsweise für die Farben von Obst und Gemüse verantwortlich sind.

Leberkrebs

Es wurden fünf wissenschaftliche Publikationen zu tierexperimentellen Studien mit den Cannabinoiden THC, JWH-015, Anandamid und O-1602 durchgeführt. In drei Studien wurde sowohl die Wirksamkeit von THC als auch von JWH-015 (synthetisches Cannabinoid, das selektiv an den CB2-Rezeptor bindet) untersucht. In allen Fällen wurden tumorhemmende Effekte gefunden. Die Reduzierung des Tumorwachstums durch THC war mit einer Autophagie verbunden (Vara et al. 2011).

Chinesische Wissenschaftler untersuchten die Konsequenzen einer hohen Konzentration von Cannabinoidrezeptoren auf die Krankheitsentwicklung bei 13 Patienten mit Leberkrebs (hepatozelluläres Karzinom, HCC) (Xu et al. 2006). Bei acht von 13 Patienten war der CB1-Rezeptor und bei sieben von 13 war der CB2-Rezeptor besonders stark vermehrt.

Die Überexpression beider Rezeptoren, das heißt eine hohe Dichte der Rezeptoren in den Leberzellen, war mit einem günstigeren Verlauf der Erkrankung verbunden. Die Forscher folgerten, dass »CB1 und CB2 ein Potenzial als prognostischer Indikator besitzen und dass die Ergebnisse mögliche nützliche Wirkungen von Cannabinoiden auf die Prognose von Patienten mit HCC nahelegen«.

In einer Untersuchung an der Universität von Alcala in Madrid wiesen Wissenschaftler nach, dass bei der krebshemmenden Wirkung von THC bei Leberkrebs auch der so genannte PPAR-Gamma-Rezeptor eine Rolle spielt (Vara et al. 2013). Wurde dieser Rezeptor ausgeschaltet, so wurde die Autophagie der Krebszellen durch THC, die schließlich zum Tod der Krebszellen führte, verhindert.

Krebs der Bauchspeicheldrüse

Es wurden zwei Artikel über tierexperimentelle Studien mit THC, JWH-133 und WIN 55,212-2 veröffentlicht. In einem wurde THC mit JWH-133, das selektiv an den CB2-Rezeptor bindet, verglichen. In allen Fällen wurden tumorhemmende Wirkungen gefunden. WIN 55,212-2 reduzierte nicht nur das Wachstum, sondern auch die Metastasierung (Carracedo et al. 2006). Forschung an der Universität von Verona (Italien) zeigt, dass die krebshemmenden Wirkungen von Gemcitabin beim Bauchspeicheldrüsenkrebs durch die Zugabe von Cannabinoiden, die an CB1- oder CB2-Rezeptoren binden, verstärkt wurden (Donadelli et al. 2011). Sie beobachteten, dass die kombinierte Behandlung das Wachstum menschlicher Bauchspeicheldrüsen-Tumorzellen in nackten Mäusen »ohne offensichtliche toxische Wirkungen« stark hemmte.

An CB1- und CB2-Rezeptoren bindende Cannabinoide verringern die Energieproduktion in Krebszellen des Pankreas (Dando et al. 2013). Das führt zu einer »starken Auslösung der Autophagie und einer Hemmung des Zellwachstums«. Forschung an der Complutense-Universität in Madrid zeigte, dass die tumorhemmenden Eigenschaften von THC bei Mäusen mit Bauchspeicheldrüsenkrebs auf der Aktivierung des CB2-Rezeptors beruhte (Carracedo et al. 2006). Diese Aktivierung führte zu Apoptosen in Tumorzellen, jedoch nicht in gesunden Zellen der Bauchspeicheldrüse.

Brustkrebs

Bis 2016 sind zwölf wissenschaftliche Artikel über tierexperimentelle Studien mit CBD, einem CBD-reichen Cannabisextrakt, O-1663, THC, JWH-133, WIN 55,212-2, JWH-015 und einem synthetischen Abkömmling von Anandamid (Met-F-AEA) erschienen. In zehn dieser Artikel wurde über tumorhemmende Wirkungen der untersuchten Cannabinoide berichtet, darunter vier Studien mit CBD und zwei Studien mit THC.

In einem Artikel, in dem THC in einem Xenograft-Mausmodell (Xenograft-4T1-Modell) getestet wurde, fand sich allerdings ein verstärktes Tumorwachstum und eine verstärkte Metastasierung (McKallip et al. 2005). Dieses vermehrte Krebswachstum wurde durch immununterdrückende Eigenschaften von THC bewirkt. Die 4T1-Brustkrebszelllinie besitzt allerdings auch kaum oder keine Cannabinoidrezeptoren (CB1 und CB2), sodass THC auch keinen Angriffspunkt hatte.

In einer weiteren Studie wurde die Bedeutung des CB2-Rezeptors beim Brustkrebs untersucht (Pérez-Gómez et al. 2015). Dabei wurde eine Mäuselinie verwendet, die den HER2-Rezeptor besitzt, jedoch keine CB2-Rezeptoren, sowie Brustkrebsgewebe von Menschen. Die Autoren fanden eine schlechtere Überlebensrate und eine verstärkte Metastasierung bei einer erhöhten CB2-Rezeptorkonzentration bei HER2-positiven Brusttumoren. Die genetische Inaktivierung des CB2-Rezeptors verbesserte das Überleben der Mäuse. Die Autoren folgerten daraus, dass die Aktivierung des CB2-Rezeptors bei HER2-positiven Brusttumoren eine ungünstige Wirkung auf das Überleben hat.

Italienische Wissenschaftler untersuchten die tumorhemmenden Wirkungen von fünf natürlichen Cannabinoiden der Cannabispflanze (Cannabidiol, Cannabigerol, Cannabichromen, Cannabidiol-Säure und THC-Säure) bei Brustkrebs (Ligresti et al. 2006). Cannabidiol war das wirksamste Cannabinoid bei der Hemmung von menschlichen Brustkrebszellen, die unter die Haut von Mäusen injiziert worden waren. CBD reduzierte auch die Lungenmetastasen, die aus menschlichen Brustkrebszellen entstanden waren, die in die Pfoten der Tiere injiziert worden waren. Die Wissenschaftler fanden heraus, dass die Anti-Tumorwirkungen des CBD durch die Auslösung von Apoptosen verursacht wurden.

In einem Mausmodell für metastasierenden Brustkrebs reduzierte CBD die Aggressivität von Brustkrebszellen (McAllister et al. 2007). CBD hemmte ein Protein mit dem Namen Id-1. Id-Proteine spielen eine wichtige Rolle in der Tumorzellbiologie. Die Wissenschaftler des kalifornischen pazifischen Medizinzentrum-Forschungsinstituts des California Pacific Medical Center folgerten, dass »CBD die erste nicht toxische von außen zugeführte Substanz darstellt, die die Id-1-Expression von metastasierenden Brustkrebszellen reduziert und so zu einer Reduzierung der Tumoraggressivität führt«.

THC und ein synthetischer CB2-Rezeptoragonist (JWH-133) reduzierten das Tumorwachstum, die Zahl der Tumoren sowie die Zahl der Lungenmetastasen in einem Mausmodell für einen bestimmten Brustkrebs (HER2-positiver Brustkrebs) (Caffarel et al. 2010). Diese Form des Brustkrebses ist sehr aggressiv und spricht nicht gut auf Standardtherapien an. Die Forscher folgerten, dass »diese Ergebnisse einen starken vorklinischen Hinweis auf die Verwendung von auf Cannabinoiden basierenden Therapien für das Management des ErbB2-positiven Brustkrebses liefern«.

Nach Forschung an der Universität von Aberdeen (Großbritannien) nehmen die Konzentrationen von Endocannabinoiden (N-Acylethanolamin-Abkömmlinge, NAE) in Krebszellen nach der Einnahme von Omega-3-Fettsäuren zu (Brown et al. 2011). Die Forscher schrieben, dass »dies die erste Studie ist, nach der N-3-NAE von ihren Ausgangs-N-3-Fettsäuren in Krebszellen synthetisiert werden, unabhängig vom Tumortyp, Hormonstatus oder dem Vorhandensein von Fettsäureamidhydrolase. Dies könnte eine wichtige Bedeutung für die Verwendung von N-3-Fettsäuren als therapeutische Substanzen bei Brust- und Prostatakrebs, die Cannabinoidrezeptoren exprimieren, haben«.

Prostatakrebs

Im Jahr 2013 erschien der Artikel zu einer Studie, die in zwei Xenograft-Mausmodellen CBD untersuchte. In beiden Mausmodellen verursachte CBD eine Abnahme des Tumorwachstums. In einem weiteren Artikel, bei dem die Wirkung des selektiven CB2-Rezeptoragonisten JWH-015 untersucht wurde, reduzierte dieses synthetische Cannabinoid das Tumorwachstum.

In der Studie der Endocannabinoidforschungsgruppe in Pozzuoli (Italien) hemmte CBD signifikant die Überlebensfähigkeit von Krebszellen (De Petrocellis et al. ,2013). Bei Mäusen induzierte CBD Apoptosen von Krebszellen, was mit der Zunahme von freien Radikalen verbunden war. Es wird angenommen, das CBD seine krebshemmenden Eigenschaften zum Teil durch freie Radikale ausübt. Die Autoren schrieben, dass »diese Daten die klinische Testung von CBD gegen Prostatakrebs unterstützen«.

Auch die Aktivierung des CB1-Rezeptors könnte nützlich bei Prostatakrebs sein. So induzierte die Behandlung von Prostata-Krebszellen mit den Endocannabinoiden Anandamid und 2-Arachidonoylglycerol Apoptosen, und diese Wirkung war durch den Cannabinoid-1-Rezeptor vermittelt (Orellana-Serradell et al. 2015).

Lungenkrebs

In neun Veröffentlichungen wurden tierexperimentelle Studien mit CBD, THC und zwei synthetischen Anandamid-Abkömmlingen (Met-F-AEA und Met-AEA) publiziert.

> CBD zeigte in allen Studien tumorhemmende Eigenschaften, während THC in einem Allograft-Modell mit Mäusen das Tumorwachstum verstärkte (Zhu et al,. 2000), in einem weiteren Allograft-Mausmodell keine signifikante Wirksamkeit aufwies (Martin-Banderas et al. 2015) und in einem Xenograft-Mausmodell das Wachstum hemmte (Peet et al. 2006). Auch die Wirkungen der synthetischen Anandamid-Abkömmlinge mit der Zunahme in einem Allograft-Modell und einem Xenograft-Modell durch Met-AEA sowie einer Abnahme in einem anderen Xenograft-Mausmodell durch Met-F-AEA, waren nicht eindeutig.

Ein Team von Wissenschaftlern der Universität von Kalifornien in Los Angeles berichtete, dass THC im Tierversuch das Wachstum von Tumoren fördern kann, indem es das Immunsystem beeinträchtigt (Zhu et al. 2000). Die Wissenschaftler fanden, dass die immunhemmenden Zytokine Interleukin-10 (IL-10) und Transforming-Growth-Faktor-Beta (TGF-beta) nach THC-Gabe in der Konzentration erhöht waren. THC führte zudem zu einem schnelleren Wachstum implantierter Tumoren und verminderte das Überleben in zwei Lungenkrebsmodellen.

Demgegenüber zeigten Forscher der Harvard Medical School in Boston, dass THC in Xenograft-Mausmodellen das Wachstum von Lungenkrebs und die Metastasierung hemmt (Preet et al. 2008). THC reduzierte bei Mäusen, die drei Wochen lang mit der Substanz behandelt worden waren, das Tumorwachstum bei normalen Lungenkarzinomen um etwa 50 Prozent. »Die Schönheit dieser Studie besteht darin, dass wir zeigen, dass eine missbräuchlich verwendete Substanz, wenn sie klug verwendet wird, einen neuen Weg zur Behandlung des Lungenkrebses eröffnen könnte«, erklärte Studienleiter Dr. Anju Preet.

Angesichts der großen epidemiologischen Studie von der Universität von Kalifornien in Los Angeles, die gezeigt hatte, dass das Rauchen von Cannabis das Lungenkrebsrisiko nicht erhöht, darf man davon ausgehen, dass trotz der widersprüchlichen Befunde im Tierversuch THC das Wachstum von Lungenkrebs hemmt.

Auch mehrere Studien mit CBD haben gezeigt, dass dieses Cannabinoid bei Lungenkrebs von Nutzen sein könnte. So zeigten Forscher der Universität Rostock in Studien mit Mäusen, dass CBD die Metastasierung bei Lungenkrebs (Ramer et al. 2010) und das Tumorwachstum hemmte (Ramer et al. 2010).

Schilddrüsenkrebs

In zwei Veröffentlichungen wurde die Wirksamkeit von vier synthetischen Cannabinoiden (VDM-11, AA-5-HT, Met-AEA, JWH-133) untersucht. Sie führten alle zu einer Reduzierung der Tumorgröße.

Melanom (Schwarzer Hautkrebs)

In drei Veröffentlichungen wurden die Ergebnisse tierexperimenteller Studien mit THC, WIN 55,212-2 und JWH-133 verglichen. Es wurde in allen Fällen eine Hemmung des Tumorwachstums festgestellt. So hemmte THC bei Mäusen signifikant das Tumorwachstum von transplantierten Melanomen (Xenograft-Modell), und diese Wirkung wurde durch Cannabinoid-Rezeptoren vermittelt (Glodde et al. 2015). Die Autoren schrieben, dass diese Ergebnisse »den Wert exogener Cannabinoide für die Behandlung des Melanoms bestätigen«.

Nicht-Melanom-Hautkrebs

Zwei Veröffentlichungen berichten über Studien mit Mäusen, die mit verschiedenen synthetischen Cannabinoiden (WIN-55,212-2, JWH-133,

JWH-016, JWH-122, JWH-210) behandelt worden waren. In allen Fällen wurde das Tumorwachstum gehemmt. Mittlerweile gibt es viele Fallberichte über Menschen, bei denen Basaliome und aktinische Keratosen durch lokale Auftragung von THC-reichen Cannabisextrakten geheilt wurden (siehe Fallbericht in diesem Buch).

Leukämie

Forscher der Universität von South Carolina in Columbia (USA) fanden heraus, dass die Exposition von Leukämiezellen mit CBD zu einer Reduzierung der Überlebensfähigkeit und einer Induktion von Apoptosen führt (McKallip et al. 2006). Bei lebenden Tieren verursachte CBD eine Reduzierung der Zahl der Leukämiezellen. Die Wissenschaftler stellten fest, dass CBD »eine neue und hochselektive Behandlung für die Leukämie sein könnte« In Zellexperimenten wirkte auch THC gegen akute Leukämie, indem es durch die Aktivierung von CB1- und CB2-Rezeptoren Apoptosen induzierte (Kampa-Schittenhelm et al. 2016).

Mundkrebs

Wissenschaftler an der Universität von Kalifornien in San Francisco (USA) untersuchten die Wirkungen von Cannabinoiden auf das Tumorwachstum in einem Maus-Krebsmodell. Das Tumorwachstum bei der Maus wurde durch ein synthetisches Cannabinoid, das den CB2-Rezeptor aktiviert (AM1241), reduziert (Saghafi et al. 2011). Nach Forschung an der Universität von New York hemmt THC die Zellatmung von menschlichen Krebszellen des Mundes, sodass THC ebenfalls nützlich bei Mundkrebs sein könnte (Whyte et al. 2010).

Neuroblastom

Das Neuroblastom ist der häufigste solide Krebs bei Kindern. Sowohl THC als auch CBD hemmten das Tumorwachstum in einem Xenograft-Mausmodell, wobei CBD wirksamer war als THC (Fisher et al. 2016).

Plasmozytom (Multiples Myelom)

Die Therapie von Mäusen mit Plasmozytom mit dem synthetischen Cannabinoid WIN-55,212-2, das CB1- und CB2-Rezeptoren aktiviert, unterdrückte signifikant das Tumorwachstum (Barbado et al. 2017). CBD und THC, vor allem in Kombination, waren ebenfalls in der Lage, die Lebensfähigkeit von Myelom-Zellen durch Induzierung einer Autophagie-abhängigen Nekrose zu reduzieren, und sie reduzierten die Zellwanderung (Nabissi et al. 2016).

Zellexperimente bei anderen Tumoren

Gemäß Zellexperimenten an der Rangsit-Universität in Patumthani (Thailand) übt THC krebshemmende Wirkungen auf Krebszellen des Gallengangs aus (Leelawat et al. 2010). Laut Grundlagenforschung an der Complutense-Universität von Madrid (Spanien) verringerten sowohl das synthetische Cannabinoid HU-210 als auch THC die Überlebensfähigkeit von Rhabdomyosarkom-Zellen (Oesch et al. 2009). Das Rhabdomyosarkom ist ein Krebs, der aus Skelettmuskelzellen hervorgeht.

Gemäß Forschern des Karolinska-Instituts in Stockholm (Schweden) finden sich in den meisten Non-Hodgkin-Lymphomen hohe Konzentrationen an CB1- und CB2-Rezeptoren (Gustafsson et al. 2008). Cannabinoide induzierten einen Zelltod dieser Krebszellen.

Laut Forschung an der katholischen Universität von Korea (Seoul) hemmte ein synthetisches Cannabinoid (WIN 55,212-2), das wie THC CB1- und CB2-Rezeptoren aktiviert, in einer dosisabhängigen Art und Weise die Vermehrung menschlicher Krebszellen des Magens; diese Wirkung war zum Teil durch den CB1-Rezeptor vermittelt (Xian et al. 2010). Die Zahl der CB1-Rezeptoren war beim menschlichen Nierenkrebs erhöht. Die Blockade des CB1-Rezeptors reduzierte signifikant das Wachstum der Krebszellen (Wang et al. 2016). Diese Studie zeigt, dass THC beim Nierenkarzinom möglicherweise nicht eingesetzt werden sollte.

Schlussfolgerung

In fast allen tierexperimentellen Studien hemmten Cannabinoide das Tumorwachstum, die Bildung von Metastasen und die Bildung neuer Blutgefäße in Tumoren. Es gibt allerdings drei Ausnahmen. Diese betreffen zwei Brustkrebs-Modelle mit Mäusen und ein Lungenkrebs-Modell, in denen THC das Wachstum der Tumoren förderte. Es handelt sich allerdings um Ausnahmen, und alle anderen Tierversuche bei unterschiedlichen Krebsarten, inklusive

Brustkrebs und Lungenkrebs, haben ergeben, dass THC, CBD, CBG und viele synthetische Cannabinoide das Krebswachstum hemmen.

In mehreren Zellexperimenten war die Aktivierung von Cannabinoidrezeptoren mit einer Aktivierung des Krebswachstums assoziiert. So hemmte in einem Experiment mit Nierenkrebszellen nicht die Aktivierung, sondern die Blockade des CB1-Rezeptors deren Wachstum. Auch bei Glioblastomzellen führte die Blockade des Rezeptors durch den CB1-Rezeptorantagonisten SR141716 (Rimonabant) zur Hemmung des Krebszellwachstums. Bemerkenswerterweise führte die Aktivierung und nicht die Blockade dieser Rezeptoren zur Hemmung des Krebswachstums bei Ratten, was durch die bisher einzige kontrollierte klinische Studie bestätigt wurde. Es gilt daher die Regel: Klinische Studien haben eine stärkere Aussagekraft als Tierexperimente, und Tierexperimente sind meistens von größerer Bedeutung als Zellexperimente. Umgekehrt bedeutet dies, dass unser Wissen über die krebshemmenden Eigenschaften von Cannabinoiden solange vorläufiger Natur ist, bis uns Daten aus aussagekräftigen klinischen Studien zur Verfügung stehen.

Nachdem der Hersteller des Cannabisextrakts Sativex eine erste erfolgreiche Pilotstudie bei Patienten mit Glioblastomen durchgeführt hat (siehe Kapitel *Studien zu Cannabis und Krebs beim Menschen*), plant er weitere Studien bei Krebsarten in anderen Organen, darunter Lunge, Brust, Bauchspeicheldrüse, Melanom, Gebärmutter, Magen, Nieren, Prostata und Harnblase, weil es experimentelle Hinweise gibt, dass Cannabinoide auch bei diesen Krebsarten wirksam sein könnten.

Die rechtlichen Rahmenbedingungen und Möglichkeiten einer Therapie mit Cannabis

Die aktuelle gesetzliche Grundlage

Die Gesetzesänderung vom März 2017 hat zur folgenden Gesetzeslage zur Verwendung von einzelnen Cannabinoiden, Cannabisblüten und Cannabisextrakten, die bei der Krebstherapie eingesetzt werden können, geführt:

- Cannabisblüten und Cannabisblütenextrakte in pharmazeutischer Qualität sind durch eine Einstufung in die Anlage III des Betäubungsmittelgesetzes verschreibungsfähig geworden.
- Cannabisblüten und -extrakte können auf einem Betäubungsmittelrezept von jedem niedergelassenen Arzt für jede Indikation, bei der sich Arzt und Patient einen Behandlungserfolg versprechen, verschrieben werden.
- Als Höchstmenge zur Verschreibung in 30 Tagen wurde die Menge von 100 Gramm Cannabisblüten ohne Beschränkung auf eine bestimmte Sorte festgelegt. Es steht einem Arzt frei, mehrere Sorten gleichzeitig zu verschreiben. Bei einem höheren Bedarf kann die vorgegebene Höchstmenge allerdings auch überschritten werden.
- Die Kosten für cannabisbasierte Medikamente wie Sativex®, Nabilon und Dronabinol sowie für Cannabisblüten und Cannabisextrakte sollen unter bestimmten Voraussetzungen von den Krankenkassen übernommen werden. Dazu muss vor der ersten Verschreibung eines cannabisbasierten Arzneimittels eine Genehmigung der Krankenkasse eingeholt werden, die seitens der Kasse nur in begründeten Fällen abgelehnt werden darf. Die Entscheidung muss innerhalb von drei Wochen nach Antragseingang erfolgen; wenn die Kasse einen Gutachter (z.B. Medizinischer Dienst) einschaltet, innerhalb von fünf Wochen. Bei geplanter Verordnung im Rahmen der spezialisierten ambulanten Palliativ-Versorgung muss die Entscheidung innerhalb von drei Tagen nach Antragseingang gefällt werden.
- Erste Voraussetzung zur Verschreibung eines cannabisbasierten Arzneimittels zulasten der gesetzlichen Krankenkassen ist, dass eine

allgemein anerkannte, dem medizinischen Standard entsprechende Leistung entweder nicht zur Verfügung steht oder im Einzelfall nach der begründeten Einschätzung des Arztes unter Abwägung der zu erwartenden Nebenwirkung und unter Berücksichtigung des Krankheitszustandes des Versicherten nicht zur Anwendung kommen kann. Weiterhin muss eine nicht ganz entfernt liegende Aussicht auf eine spürbar positive Einwirkung auf den Krankheitsverlauf oder auf schwerwiegende Symptome bestehen. Zudem muss eine schwerwiegende Erkrankung vorliegen.

- Der Arzt muss an einer nichtinterventionellen Begleiterhebung teilnehmen und den Patienten im Voraus darüber informieren.
- Ein kontrollierter Cannabisanbau soll in Deutschland organisiert werden: Es soll einen staatlich überwachten Cannabisanbau in Deutschland geben, um so besser auf den zukünftigen Bedarf reagieren zu können und nicht vollständig auf einen Import aus dem Ausland angewiesen zu sein. Bis zur Umsetzung des Anbaus in Deutschland muss der Bedarf an Cannabisblüten weiterhin durch Importe aus dem Ausland, gegenwärtig aus Kanada und den Niederlanden, gedeckt werden.
- Patienten dürfen Cannabisblüten und Blütenextrakte wie andere Betäubungsmittel mit einer entsprechenden beglaubigten Bescheinigung für maximal 30 Tage ins Ausland mitführen, sofern das besuchte Land dies zulässt. Dies sollte im Einzelfall bei einer Botschaft oder einem Konsulat erfragt werden.

Die praktische Anwendung von Cannabis und Cannabinoiden

Therapie mit Cannabis: Die wichtigsten Vor- und Nachteile

Die wichtigsten Vorteile auf einen Blick

1. Cannabisprodukte schaden auch bei einer Verwendung über viele Jahre in therapeutischen Dosen nicht den inneren Organen. Selbst starke Cannabiskonsumenten, die mehrere Jahrzehnte regelmäßig große Cannabismengen konsumiert haben, weisen im Allgemeinen keine Veränderungen des Magens, des Herzens, der Leber und der Nieren auf, wenn sie nicht gleichzeitig Substanzen verwendet haben, die diese Organe schädigen können. Bei einer bereits bestehenden Leberzirrhose kann starker Cannabiskonsum allerdings möglicherweise das Fortschreiten der Zirrhose beschleunigen.
2. Cannabisprodukte üben eine Vielzahl von Wirkungen aus. Sie können daher nicht selten mehrere Symptome einer Erkrankung lindern. Dazu zählen beispielsweise Appetitlosigkeit, Übelkeit, Schmerzen, Schlafstörungen und Depressionen bei Krebs. Diese Art der Kombinationstherapie kann in einigen Fällen mehrere andere Medikamente ersetzen.
3. Cannabisprodukte können gut mit den meisten anderen Medikamenten kombiniert werden. Beispielsweise ergänzen sich die schmerzlindernden Wirkungen von Opiaten und dem wichtigsten Cannabiswirkstoff THC, sodass Morphium und Dronabinol oft zusammen vom Arzt verschrieben werden. Dabei verstärkt das THC nicht nur die Schmerzlinderung durch Morphium, sondern kann auch die Übelkeit lindern, die häufig durch Opiate hervorgerufen wird.
4. Cannabis ist, wenn es an einem sonnigen Platz selbst angebaut wird, ein preiswertes Medikament. Der Selbstanbau von Cannabisprodukten könnte bei der Behandlung chronisch Kranker leicht zu Einsparungen im Gesundheitswesen in dreistelliger Millionenhöhe führen.

Die wichtigsten Nachteile auf einen Blick

1. Cannabisprodukte können von vielen Patienten aus finanziellen Gründen nicht oder nicht in ausreichendem Maße medizinisch genutzt werden, wenn die Krankenkassen die Kosten nicht übernehmen.
2. Cannabisprodukte werden wegen ihrer akuten psychischen Nebenwirkungen häufig nicht gut vertragen oder es können wegen dieser Nebenwirkungen nicht die Dosen verabreicht werden, die für eine ausreichende Therapie eigentlich notwendig wären. Die Dosen, bei der psychische Nebenwirkungen auftreten, variieren stark von Person zu Person und liegen meistens bei 5 bis 20 Milligramm THC pro Tag. Um psychische Nebenwirkungen zu vermeiden, sollte die Behandlung mit geringen Dosen begonnen werden und dann langsam in den nächsten Tagen und Wochen bis zur erforderlichen Dosis gesteigert werden.

Möglichkeiten der Einnahme von Cannabisprodukten

Im Rahmen des Freizeitkonsums werden Cannabiskraut und Haschisch meistens geraucht und damit über die Schleimhäute von Mund und Lunge aufgenommen. Auch eine orale Einnahme ist möglich. Die rektale Einnahme ist nicht zu empfehlen, da so nur geringe Mengen der Wirkstoffe über die Darmschleimhaut aufgenommen werden. Arzneimittelrechtlich zugelassene medizinische Zubereitungen werden üblicherweise oral eingenommen.

Einnahme natürlicher Cannabisprodukte

Natürliche Cannabisprodukte werden in der Regel durch Rauchen von Cannabiszigaretten (»Joint«), Essen von Gebäck, als Extrakte (Haschischöl und andere) oder Trinken von Teezubereitungen aufgenommen. Allen Cannabiszubereitungen ist dabei eine Erhitzung vor der Einnahme gemeinsam. Dies ist wichtig, weil die Cannabiswirkstoffe in der Pflanze überwiegend als Cannabinoid-Säuren vorkommen, die nur sehr schwach wirksam sind. Erst durch Erhitzen wird die unwirksame Form des THC in die wirksame, die sogenannte phenolische THC-Form umgewandelt. Das gleiche gilt für die anderen Cannabinoide.

> Cannabisblüten können für eine Stunde auf 100 bis 110 °C im Backofen erhitzt werden. Alternativ können die Blüten bei etwa 130 bis 140 °C für einen Zeitraum von zehn Minuten erhitzt werden. Da THC bei 157 °C und CBD bei 160 bis 180 °C verdampft, sollten keine Temperaturen oberhalb von 150 °C verwendet werden. Dieses Pflanzenmaterial kann man dann nach Belieben weiterverwenden, etwa zur Herstellung eines Cannabisblüten-Tees. Das zerkleinerte und abgewogene Material kann aber auch anderweitig und unmittelbar oral eingenommen werden, etwa in einen Joghurt gerührt. Die Aufbewahrung der decarboxylierten und zerkleinerten Pflanzenteile erfolgt am besten im Kühlschrank.

Die Bundesopiumstelle und das Büro für medizinisches Cannabis beim niederländischen Gesundheitsministerium führen als mögliche orale Einnahmeform von Cannabisblüten neben der Inhalation die Teezubereitung an. Allerdings stellt die Zubereitung eines Cannabistees nach einer Untersuchung an der Universität Leiden aus dem Jahr 2007 kein optimales Verfahren zur Aufnahme von Cannabinoiden dar. Danach führt eine Erhitzung für einen Zeitraum von fünf bis zehn Minuten auf 100 °C nur zu einer unvollständigen Decarboxylierung der Cannabinoide und daher nur zu einer vergleichsweise geringen pharmakologischen Wirkung. Eine einfache Optimierungsmöglichkeit besteht in einer Decarboxylierung des Pflanzenmaterials im Backofen (siehe Kasten).

Optimale Decarboxylierung von Cannabinoiden

Vermutlich nur ein Bruchteil einer Sekunde beim Rauchen: 500 bis 800 °C
Wenige Sekunden beim Erhitzen mit einem Verdampfer (Vaporisator): 210 °C
Erhitzung im Backofen für 10 bis 15 Minuten: 130 bis 140 °C
Erhitzung im Backofen für 30 Minuten: 120 °C
Erhitzung im Backofen für 1 bis 2 Stunden: 100 bis 110 °C

Inhalieren von natürlichen Cannabisprodukten

Eine weit verbreitete Einnahmeform von Cannabis ist das Inhalieren von Rauch. Dabei werden entweder Cannabiszigaretten geraucht oder Pfeifen beziehungsweise moderne Rauchutensilien benutzt. Geraucht werden kann sowohl Haschisch als auch Marihuana. Eine gesündere Variante ist die Inhalation mittels Verdampfern (Vaporisatoren).

Cannabiszigaretten bestehen in Europa meistens aus einem Gemisch aus Tabak und Cannabis. Dazu wird zunächst Tabak auf einem Zigarettenblättchen verteilt und dann etwas Cannabis auf den Tabak gebröselt. Als Zigarettenfilter bzw. Mundstück dient in der Regel ein einfacher Pappfilter. Teilweise wird der Tabak auch durch verschiedene Kräuter ersetzt. Dabei können beispielsweise Damiana, ein Kraut, das in Apotheken erhältlich ist und eine leicht beruhigende Wirkung hat, oder andere Rauchkräuter verwendet werden. Viele Konsumenten in Nordamerika und einigen weiteren Ländern rauchen reine Marihuanazigaretten.

Eine andere Variante des Cannabisrauchens erfolgt mithilfe von sogenannten Pur-Pfeifen. Pur-Pfeifen sind kleine Pfeifen aus Metall oder Holz, mit denen sowohl Marihuana als auch Haschisch ohne weitere Zusätze geraucht werden können. Darüber hinaus gibt es aufwändige Rauchutensilien wie zum Beispiel Wasserpfeifen. Hier wird der Rauch, bevor er eingeatmet wird, durch Wasser geleitet. Dadurch kühlt der

Rauch ab und kann stärker inhaliert werden. Dabei verringert sich zwar der Schadstoffgehalt des Rauches, der Gehalt an THC wird jedoch noch stärker vermindert, sodass Wasserpfeifen unter diesem Gesichtspunkt nicht zu empfehlen sind. Zudem wurden in den letzten Jahren elektrische Verdampfer, so genannte Vaporizer, entwickelt, die Cannabis bis zu einer Temperatur von 180 bis 190 °C erhitzen. Dies führt zwar zu einer Verdampfung des THC und anderer Cannabinoide, liegt jedoch unterhalb der Verbrennungstemperaturen vieler Pflanzenstoffe, wodurch der Gehalt an Teer und anderen schädigenden Stoffen im Rauch erheblich vermindert werden kann. Nach dem Rauchen tritt die Wirkung des Cannabis meist schon nach ein bis fünf Minuten ein. Nach 20 bis 30 Minuten erreicht sie ihren Höhepunkt und hält insgesamt etwa zwei bis drei Stunden an. Die rasche Wirkung beim Rauchen von Cannabis wird von vielen Patienten als Vorteil angesehen, da dadurch eine genaue Dosierung erfolgen kann.

Ein weiterer Vorteil der Inhalation von Cannabis ist die vergleichsweise hohe Ausbeute an THC. Beim Rauchen einer Cannabiszigarette gelangen etwa 15 bis 25 Prozent des enthaltenen THC in die Blutbahn, ein weiterer Teil geht durch Verbrennung und Entweichung in die Umgebung verloren. Durch die Verwendung einer Pfeife oder durch eine effektive Rauchtechnik kann diese Ausbeute noch auf maximal etwa 50 bis 60 Prozent gesteigert werden. Es sollte jedoch von dem Versuch abgesehen werden, die THC-Aufnahme durch tiefes Einatmen und Luftanhalten zu erhöhen. Diese Methode, die in der Medizin als Valsalva-Manöver bezeichnet wird, erhöht die aufgenommene THC-Menge nur in geringem Maße, vermindert nicht die Aufnahme von Schadstoffen und birgt gleichzeitig die Gefahr eines Pneumothorax. Bei einem Pneumothorax platzen Lungenbläschen, und es gelangt Luft zwischen die innere Brustwand und die Lunge, sodass der betroffene Lungenflügel kollabiert, was einen mehrtägigen Krankenhausaufenthalt nach sich zieht. Der Kollaps des Lungenflügels vollzieht sich langsam und nicht plötzlich, sodass die Beschwerden – Schmerzen in einer Seite des Brustkorbes und Luftnot –nach und nach zunehmen.

Der wesentliche Nachteil des Rauchens von Cannabisprodukten liegt in der Schädigung der Atemwege durch Verbrennungsprodukte. Die Zusammensetzung des Cannabisrauches ähnelt zumindest qualitativ der von

Tabak, mit dem wichtigsten Unterschied, dass Cannabisrauch THC und weitere Cannabinoide enthält, die nicht im Tabak vorkommen, und dass Tabak das nicht im Cannabis vorkommende Nikotin enthält. Um die Schädigung möglichst gering zu halten, sollten daher Cannabisprodukte mit hohem THC-Gehalt verwendet werden, sodass nur wenig Cannabis zur Erzielung des gewünschten Effektes eingenommen werden muss. Außerdem kann die Schadstoffbelastung durch die Verwendung von Pur-Pfeifen und besonders durch die Verwendung von elektrischen Vaporizern minimiert werden.

Orale Einnahme von natürlichen Cannabisprodukten

Eine andere Variante der THC-Aufnahme erfolgt über den Mund. Dabei werden Cannabiszubereitungen meist in Form von Extrakten, Plätzchen, Kuchen, Tee oder Kakao eingenommen. Da der Wirkstoff THC jedoch nicht in Wasser löslich ist, sollte man beim Backen und Kochen mit Cannabis darauf achten, dass der jeweiligen Zubereitung Fett zugesetzt wird. Bei einer Teezubereitung könnte dies zum Beispiel durch die Zugabe von etwas Sahne erfolgen. Einige Rezepte zur Zubereitung von Gebäck und Getränken finden sich im Anhang dieses Buches.

Bei der oralen Aufnahme von Cannabis tritt die Wirkung wesentlich später auf als nach der Inhalation von Rauch. Erst nach etwa 30 bis 90 Minuten ist die Wirkung spürbar. Sie hält dafür länger an und klingt sehr langsam ab, bei hoher Dosierung kann sie mehr als acht Stunden andauern. Das Maximum der Cannabiswirkung wird nach etwa zwei Stunden erreicht. Bei oraler Einnahme wird der größte Teil des THC über den Magen-Darm-Trakt ins Blut aufgenommen. Ein Teil des Wirkstoffes wird jedoch zuvor von der Magensäure zerstört, und der größte Teil des in die Blutbahn aufgenommenen THC wird sofort in der Leber abgebaut. Aus diesem Grund gelangt bei oraler Einnahme vergleichsweise weniger THC zur Wirkung als beim Rauchen von Cannabisprodukten. Allerdings weist das wichtigste in der Leber gebildete Stoffwechselprodukt von THC, das 11-Hydroxy-THC, ähnliche pharmakologische Wirkungen wie THC auf.

Die orale Aufnahme birgt nicht die Gefahren der Inhalation schädlicher Substanzen. Die verzögerte Wirkung bei der Aufnahme von

Cannabis kann sowohl als Vorteil als auch als Nachteil angesehen werden. Vorteilhaft kann die lange Wirkungsdauer sein, wenn Beschwerden über einen längeren Zeitraum, zum Beispiel während der Nacht, gelindert werden sollen. Da die Wirkung jedoch verzögert eintritt, wird die Findung der individuell passenden Dosis erschwert. Daher sollte man zu Beginn einer Behandlung mit oralem Cannabis zunächst mit sehr geringen Dosen beginnen und langsam erhöhen, bis die gewünschte Wirkung erzielt wird oder unerwünschte Nebenwirkungen auftreten.

Einnahme pharmazeutischer Cannabisprodukte

Die Aufnahme pharmazeutischer Cannabisprodukte erfolgt im Allgemeinen ebenfalls oral. Dabei werden entweder Kapseln, wie zum Beispiel Marinol®, oder ölige beziehungsweise alkoholische Tropfen eingenommen. Der Cannabisextrakt Sativex® wird in den Mund gesprüht. Das Nabilon-Präparat Canemes® ist in Kapselform erhältlich. Im Unterschied zu den natürlichen weisen die pharmazeutischen Produkte eine definierte und gleichbleibende Wirkstoffkonzentration auf. Dronabinol in alkoholischer Lösung kann auch mit einigen Vaporizern inhaliert werden. Dabei werden wenige Tropfen auf ein engmaschiges Metallsieb gegeben. Auf diese Weise lassen sich die Vorteile der schnellen Aufnahme mittels Inhalation und des bekannten Wirkstoffgehaltes kombinieren.

Neben der oralen Aufnahme pharmazeutischer Cannabispräparate werden weitere Aufnahmeformen in Studien erprobt, vor allem die Inhalation mit Inhalatoren für THC. Vergleichbare Inhalatoren sind von der Einnahme von Asthmasprays bekannt. Weitere erforschte Anwendungsmöglichkeiten sind die Verabreichung über die Haut (als Pflaster), Augentropfen beim Glaukom (grüner Star) und rektale Applikation in Form von Zäpfchen. Bisher gibt es jedoch keine Cannabismedikamente, die so verwendet werden können.

Praxistipps

- Zu Beginn einer Behandlung mit Cannabis sollten Sie mit kleinen Cannabis- beziehungsweise THC-Mengen anfangen und die Menge langsam (alle ein bis zwei Tage) erhöhen, bis die gewünschte Wirkung erzielt wird.

- Bei der Verwendung natürlicher Cannabisprodukte sollten Sie darauf achten, dass Sie möglichst qualitativ hochwertige Cannabisblüten aus der Apotheke verwenden.
- Wenn das ungeschützte Kraut im Backofen erhitzt wird, um das THC in die wirksame Form umzuwandeln, sollte die Temperatur nicht über 150 °C liegen, damit die Cannabinoide nicht verdampfen.
- Cannabiskraut kann auch in zerlassenem Fett aufgelöst werden. So werden die Cannabinoide vor dem Verdampfen geschützt. Dazu kann man etwas Fett in der Pfanne erhitzen und dann Cannabis (Marihuana oder Haschisch) hinzugeben. Dabei sollten Fette mit einem hohen Siedepunkt verwendet werden, beispielsweise gehärtete Fette wie Palmin oder Biskin, die einen Siedepunkt von 260–290 °C aufweisen.
- Die Verwendung von Pfeifen hat den Vorteil, dass Cannabis gut dosiert und ohne Zusatz (Tabak) geraucht werden kann. Zudem können in Pfeifen aus Metall schädliche Verbrennungsprodukte an den Wänden kondensieren, sodass die Schadstoffkonzentration des Rauches vermindert wird. Metallpfeifen können in der Spülmaschine oder manuell mit Alkohol gereinigt werden.
- Wenn man eine schnelle Wirkung erzielen und daher inhalieren möchte, so ist die Verwendung von Vaporizern dem Rauchen vorzuziehen. Die Qualität der Vaporizer variiert sehr stark. Ein wichtiges Qualitätskriterium ist die Fähigkeit, tatsächlich die angegebene Temperatur konstant zu halten. Durch den Luftstrom, der bei der Inhalation entsteht, kühlt die Luft im Bereich des erhitzten Materials stark ab, sodass starke Temperaturschwankungen auftreten können. Nur wenige Vaporizer haben dieses Problem befriedigend gelöst.

Verschreibung von Cannabis

Auswahl geeigneter Cannabis-Medikamente

Bei der Verwendung von Cannabisblüten und -extrakten ergeben sich vielfältige Behandlungsmöglichkeiten. Je nach Zusammensetzung der Cannabinoide und Terpene der Pflanze, die sich in ihrer Gesamtwirkung gegenseitig beeinflussen, ergeben sich unterschiedliche Wirkweisen.

Diese Unterschiede können bei einigen Indikationen von Bedeutung sein. So hemmt CBD einige THC-Wirkungen, darunter insbesondere die Appetitsteigerung, sodass bei einer Appetitlosigkeit am ehesten CBD-arme bzw. -freie Medikamente eingesetzt werden sollten. Andererseits kann eine CBD-haltige Zubereitung bei Übelkeit und Erbrechen sowie Schmerzen sinnvoll sein. Zudem berichten Patienten über Unterschiede zwischen den verschiedenen in Deutschland verfügbaren Cannabissorten, beispielsweise hinsichtlich Schlafförderung und Wachheit. Die Auswahl der geeigneten Sorte(n) richtet sich nach den Zielsymptomen und der individuellen Erfahrung des Patienten. Im Laufe der Behandlung ermittelt der Arzt mit dem Patienten die optimale Sorte bzw. Sorten sowie die individuelle Dosierung.

Zugelassene Medikamente

Eine arzneimittelrechtliche Zulassung für cannabisbasierte Medikamente gibt es in Deutschland nur für Sativex® für eine mittelschwere bis schwere Spastik bei Erwachsenen mit Multipler Sklerose sowie für Canemes® für die Behandlung von Übelkeit und Erbrechen bei Krebschemotherapie. In allen anderen Fällen werden diese Medikamente off-label verwendet, also außerhalb der zugelassenen Indikation, oder no-label, das heißt, ohne Zulassung in verschiedenen Indikationen. Die Verwendung von Cannabinoid-Medikamenten und Cannabisblüten ohne Zulassung ist daher die Regel.

In allen Fällen, in denen die Krankenkassen die Kosten der Behandlung nicht übernehmen, müssen diese vom Patienten selbst getragen werden.

Kostenerstattung durch Krankenkassen

Eine Änderung des Fünften Sozialgesetzbuches sieht die Kostenerstattung für Patienten der gesetzlichen Krankenkassen vor. Dem Paragraphen 31 wurde ein Absatz 6 hinzugefügt. Dadurch erhalten gesetzlich Versicherte mit einer schwerwiegenden Erkrankung einen Anspruch auf die Versorgung mit Cannabis in Form von getrockneten Blüten oder Extrakten in standardisierter Qualität und auch auf die Versorgung mit den Arzneimitteln Dronabinol und Nabilon (Canemes®). Die Voraussetzung für eine Erstattung zulasten der gesetzlichen Krankenversicherung ist jedoch das Erfüllen der zwei im Folgenden genannten Punkte.

- Eine allgemein anerkannte, dem medizinischen Standard entsprechende Therapie steht nicht zur Verfügung oder eine solche kann im Einzelfall nach der begründeten Einschätzung des Arztes unter Abwägung der zu erwartenden Nebenwirkung und unter Berücksichtigung des Krankheitszustandes des Versicherten nicht zur Anwendung kommen. Dies ist bei Krebserkrankungen meistens nicht der Fall, sodass die Krankenkassen die Kosten im allgemeinen nicht übernehmen.
- Es soll eine nicht ganz entfernt liegende Aussicht auf eine spürbar positive Einwirkung auf den Krankheitsverlauf oder auf schwerwiegende Symptome bestehen. Auch dieses Kriterium wird normalerweise nicht erfüllt, weil die krebshemmenden Eigenschaften von Cannabis aufgrund der begrenzten Forschungslage noch nicht allgemein akzeptiert sind.

Damit Cannabis von einem Arzt zulasten der gesetzlichen Krankenkassen verschrieben werden darf, muss vor der erstmaligen Cannabis-Verordnung eine Genehmigung der Krankenkasse eingeholt werden, die diese nur in begründeten Fällen ablehnen darf.

Der Arzt kann jederzeit, d.h. bereits bei der Erstkonsultation, auf einem privaten Betäubungsmittelrezept Cannabisblüten verordnen, da der Patient in diesem Fall die Kosten für das Medikament selbst trägt.

Für Versicherte von privaten Krankenversicherungen stellt sich die Situation im Regelfall erheblich einfacher dar. Diese Versicherungen werden die betreffenden Rezepte normalerweise vergüten, ohne dass es zuvor eine spezielle Prüfung wie bei der gesetzlichen Krankenkasse gibt. Hier hängt es allerdings noch davon ab, ob man einen Tarif gewählt hat, bei dem eine pflanzliche Zubereitung erstattungsfähig ist.

Dosierung von Cannabis

Die Zieldosis von Dronabinol/THC hängt weniger von der Erkrankung bzw. den Symptomen, sondern vielmehr vom jeweiligen Patienten ab. In jedem Fall ist eine individuelle Titrierung der Dosis erforderlich. Dabei gilt das Prinzip: niedrig beginnen, langsam steigern (»start low, go slow«).

Bei der Dosisfindung ist eine Probierphase zur Ermittlung der individuellen Dosierung unerlässlich. Die Verträglichkeit, Ansprechbarkeit und damit die jeweils passende Dosis weisen eine hohe Variabilität zwischen verschiedenen Patienten auf.

Die Eindosierung von Cannabidiol gestaltet sich aufgrund der fehlenden psychoaktiven Wirkung dagegen recht einfach. Am Anfang einer Behandlung mit THC sollte zunächst nur eine geringe Menge THC eingenommen werden, die dann bis zur Erzielung der gewünschten Wirkung langsam gesteigert werden kann. Über die einschleichende Dosierung lassen sich auch die geeigneten Einnahmezeitpunkte ermitteln. Entwickelt beispielsweise THC eine anregende Wirkung, ist die morgendliche Einnahme zu bevorzugen, bei sedierenden Effekten die abendliche Nutzung.

Bei der Inhalation von Cannabisblüten kann die verträgliche und wirksame Dosis im Vergleich zur oralen Aufnahme schneller ermittelt werden, da die Wirkung schon nach einigen Minuten eintritt. Bereits nach 30 bis 60 Minuten kann bei fehlender Wirksamkeit eine höhere Cannabisdosis eingenommen werden. Auf diese Weise kann man meistens innerhalb weniger Tage die verträgliche und wirksame Dosis ermitteln. Nach der oralen Aufnahme setzt die Wirkung erst nach 30 bis 90 Minuten ein, sodass über einen Zeitraum von mehreren Tagen oder wenigen Wochen die optimale Dosis ermittelt wird.

Die Einnahmefrequenz muss zu Beginn einer Behandlung mit Cannabis individuell in Absprache zwischen Arzt und Patient ermittelt werden.

Bei der oralen Einnahme von cannabisbasierten Medikamenten ist die Verteilung auf zwei Dosen in den meisten Fällen sinnvoll. Vor allem zur Behandlung von älteren Patienten eignet sich die Einnahme einer größeren Dosis am Abend, sodass nächtliche Beschwerden gelindert

Übersicht zur Dosierung oraler Zubereitungen

Einschleichende Dosierung

- Beginn mit ein- bis zweimal 2,5 mg Dronabinol, einmal 1 mg Nabilon oder einem Sprühstoß Cannabisextrakt täglich.
- Alle ein bis zwei Tage um eine Einheit (2,5 mg Dronabinol, 0,5 mg Nabilon, 1 Sprühstoß Cannabisextrakt) steigern, bis zum Erreichen der gewünschten Wirkung oder dem Eintritt von Nebenwirkungen.
- Beim Auftreten von Nebenwirkungen um eine Einheit reduzieren.
- Die zugelassene maximale Tageshöchstdosis für den Cannabisextrakt beträgt 12 Sprühstöße/Tag.
- Therapeutische Dosierungen von Dronabinol liegen – je nach Indikation und individuellem Ansprechen und Verträglichkeit – üblicherweise zwischen 5 und 30 mg/Tag.
- Übliche Tagesdosen für Nabilon liegen bei 1 bis 4 mg, im Allgemeinen beträgt die Dosis nicht über 6 mg.

Übersicht zur Dosierung von Cannabisblüten

Einschleichende Dosierung

- Beginn mit maximal 50 mg – eventuell nur 25 mg – Cannabisblüten mit hohem THC-Gehalt (> 10 Prozent) und maximal 100 mg Cannabisblüten mit geringem THC-Gehalt.
- Beim Ausbleiben einer Wirkung frühestens nach 60 Minuten Einnahme der doppelten Dosis. Nach frühestens weiteren 60 Minuten Einnahme der dreifachen Dosis und so fort.
- Beim Auftreten einer leichten Wirkung nach frühestens drei Stunden erneute Einnahme der letzten Dosis.
- Beim Auftreten unerwünschter Nebenwirkungen, Reduzierung der nachfolgenden Dosen um eine Einheit (25 –100 mg).
- Therapeutische Tagesdosen von THC-reichen Cannabissorten bewegen sich zwischen 0,05 und 10 g, im Allgemeinen zwischen 0,2 und 3 g.

und etwaige Nebenwirkungen »verschlafen« werden. Bei der Aufnahme mittels Inhalation kann es erforderlich sein, die Präparate wesentlich häufiger, beispielsweise alle drei bis vier Stunden einzunehmen. Die Beschränkung auf eine Einnahme zur Nacht kann auch sinnvoll sein, wenn die Verwendung von THC-haltigen Cannabisprodukten im Einzelfall mit einer starken Sedierung oder einer langen Beeinträchtigung der psychomotorischen Leistungsfähigkeit assoziiert ist.

Sativex®

Das einzige in Deutschland zugelassene Fertigarzneimittel mit dem Wirkstoff Dronabinol ist das Präparat Sativex®. Es handelt sich hierbei um einen Cannabisvollextrakt mit 2,7 mg THC und 2,5 mg CBD sowie den sonstigen in Cannabisblüten enthaltenen Cannabinoiden und Terpenen in einem Sprühstoß. Die Aufnahme und der Konzentrationsverlauf von THC in Sativex® unterscheiden sich nicht wesentlich von der oralen Gabe einer öligen THC-Lösung.

Damit keine übermäßigen Schwankungen der Bioverfügbarkeit beider Wirkstoffe auftreten, soll die Anwendung des Sprays in Verbindung mit Mahlzeiten in einer standardisierten Art erfolgen. Dies bedeutet, das Arzneimittel abhängig vom individuellen Tagesablauf immer zur gleichen Zeit, also vor, zu oder nach den Mahlzeiten einzunehmen. Den gewählten Zeitpunkt sollte man auch zur besseren Einschätzung der Wirkung beibehalten. Die Anwendung dieses Sprays ist so vorgesehen, dass sich der Patient einen oder mehrere Sprühstöße in den Mundraum verabreicht.

Sativex® sollte, wie auch andere Medikamente auf Cannabisbasis, kühl gelagert werden, beispielsweise im Kühlschrank. Man muss damit aber nicht so streng umgehen, wie es in der Packungsbeilage beschrieben wird.

Sativex® ist nur in einer Packungsgröße erhältlich, nämlich mit drei Sprayflaschen, die jeweils 10 ml Nabiximols-Lösung (Nabiximols = 2,7 mg THC und 2,5 mg CBD in einem Sprühstoß von 0,1 ml Lösung) enthalten. Eine Sprühflasche enthält etwa 100 Sprühstöße.

Beispiel für eine Dosierungsanleitung für Sativex®

Bitte beginnen Sie mit einem Sprühstoß abends. Sie können das Medikament vor oder nach dem Essen einnehmen, sollten aber in der Anfangszeit nicht wechseln, da die Nahrung den Wirkungseintritt beeinflussen kann. Ein Sprühstoß enthält 2,7 mg THC (Dronabinol) und 2,5 mg CBD (Cannabidiol).

Wenn Sie es gut vertragen, steigern Sie entsprechend dem Schema in der Packungsbeilage. Wenn Sie Nebenwirkungen verspüren, beispielsweise ein leichtes Schwindelgefühl, gehen Sie auf die vorherige Dosis zurück.

Bei ausreichender Symptomlinderung muss keine weitere Steigerung der Dosis vorgenommen werden.

Sativex® muss nicht zwingend, wie in der Fachinformation beschrieben, 15 Minuten im Mund behalten werden, bevor der nächste Sprühstoß appliziert werden kann. Die gesamte Menge sollte aber eine Weile im Mund behalten werden, bevor sie geschluckt wird.

Die Angabe, dass nicht mehr als zwölf Sprühstöße am Tag eingenommen werden dürfen, entspricht nicht der Einnahmerealität, allerdings sind mehr als 20 Sprühstöße pro Tag bei unerfahrenen Cannabispatienten selten erforderlich.

Die THC-Dosis kann auch in Abhängigkeit von der Symptomstärke variiert werden. Sie müssen sich nicht starr an die Vorgaben halten, sobald Sie die Wirkungen und Nebenwirkungen kennen und einschätzen gelernt haben.

In der Dosierungsphase sollte die Teilnahme am Straßenverkehr vermieden werden, bis Sie sich wieder sicher fühlen.

Cannabisblüten und Cannabisextrakte

Für eine ärztliche Verschreibung stehen Cannabisblüten mit unterschiedlichen Gehalten an THC (Dronabinol) und CBD (Cannabidiol) zur Verfügung. Zum Zeitpunkt der Fertigstellung dieses Buches waren in Deutschland 14 Sorten von Blüten von der Bundesopiumstelle genehmigt und verfügbar. Fünf davon stammen aus den Niederlanden, neun aus Kanada. Importeure medizinischer Cannabissorten sind Fagron, Spektrum Cannabis (früher: MedCann) und Pedanios.

Die verschiedenen Sorten unterscheiden sich in den Gehalten der beiden Cannabinoide THC und CBD, aber auch nicht ausgewiesener anderer, gering konzentrierter Cannabinoide und Terpene, die die

Gesamtwirkung beeinflussen. Jede Sorte weist einen charakteristischen »Fingerabdruck« aus Cannabinoiden und Terpenen auf, der sich mittels Hochleistungsflüssigkeit-Chromatographie gut darstellen lässt.

Die einzelnen Sorten werden als Blüten in 5- oder 10-Gramm-Dosen abgegeben, wobei »granuliert« bereits zerkleinert bedeutet.

Bis zum Herbst 2016 war die niederländische Firma Bedrocan BV der einzige Anbieter von Cannabisblüten in Deutschland. Diese werden von Fagron BV in den Niederlanden verpackt und von Fagron Deutschland sowie von Pedanios importiert. Im Herbst 2016 hat mit Spektrum Cannabis GmbH (vormals MedCann GmbH) ein weiteres Unternehmen in Deutschland die Versorgung Deutschlands mit Medizinalcannabis des Cannabisproduzenten Tweed aus Kanada aufgenommen. Dort besitzen 37 Unternehmen eine staatliche Lizenz zur Produktion (Stand: Juni 2017). Das Unternehmen Pedanios GmbH importiert Cannabisblüten aus den Niederlanden (von Bedrocan) und Kanada (von Peace Naturals).

Die Dosisfindung gestaltet sich bei der Inhalation von Cannabisblüten einfacher als bei der oralen Einnahme von THC- oder Nabilon-haltigen cannabisbasierten Medikamenten. Da die Wirkung innerhalb von Sekunden eintritt und nach 20 Minuten ihr Maximum erreicht, kann

Tabelle 2: In Deutschland zur Abgabe in Apotheken erlaubte Cannabissorten

Cannabissorte	THC-Gehalt in %	CBD-Gehalt in %	Hersteller	Importeur
Princeton (MCTK007)	ca. 16,5	bis zu 0,5	Tweed (Kanada)	Spektrum Cannabis GmbH
Houndstooth (MCTK001)	ca. 20,3	bis zu 0,5		
Penelope (MCTK002)	ca. 10,4	ca. 7,5		
Argyle (MCTK005)	ca. 5,4	ca. 7		
Pedanios 22/1	ca. 22	bis zu 1	Peace Naturals (Kanada)	Pedanios GmbH
Pedanios 18/1	ca. 18	bis zu 1		
Pedanios 16/1	ca. 16	bis zu 1		
Pedanios 14/1	ca. 14	bis zu 1		
Pedanios 8/8	ca. 8	ca. 8		
Bedrocan	ca. 22	bis zu 1	Bedrocan (Niederlande)	Fagron GmbH und Pedanios GmbH
Bedrobinol	ca. 13,5	bis zu 1		
Bedica granuliert	ca. 14	bis zu 1		
Bediol, granuliert	ca. 6,3	ca. 8		
Bedrolite granuliert	bis zu 1	ca. 9		

Beispiel für eine Dosierungsanleitung für Cannabisblüten

Bitte beginnen Sie mit dreimal 25 mg der verordneten Sorte mittels Inhalation im Vaporisator. Wenn Sie es gut vertragen, steigern Sie am Folgetag auf dreimal 50 mg und am dritten Tag auf dreimal 75 mg und so fort, bis die gewünschte therapeutische Wirkung eintritt. Falls Sie Nebenwirkungen verspüren, beispielsweise ein leichtes Schwindelgefühl, gehen Sie auf die vorherige Dosis zurück.

Falls Sie Nebenwirkungen verspüren, die Sie abends, nicht jedoch tagsüber gut tolerieren, beispielsweise eine Sedierung, so reduzieren Sie nur die zwei Dosen während des Tages und behalten die abendliche Dosis bei.

Wenn Sie eine gut verträgliche Dosis ermittelt haben, können Sie die Häufigkeit der Einzeldosen variieren, zwischen einmal und achtmal täglich, um so die optimale Frequenz der Einnahme für sich zu ermitteln.

In der Dosierungsphase sollte die Teilnahme am Straßenverkehr vermieden werden, bis Sie sich wieder sicher fühlen. Beachten Sie, dass ein Wechsel der Sorte die Wirkung verändern kann, sodass eine erneute Dosierungsphase erforderlich sein kann.

Weitere Dosierungsanleitungen online auf der Seite der IACM: www.cannabis-med.org/german/dosierungsanleitung.rtf

die verträgliche und wirksame Dosis möglicherweise innerhalb weniger Stunden oder weniger Tage ermittelt werden.

Die Dosisfindung mittels Vaporisator sollte nach einem einheitlichen Muster erfolgen. Zunächst werden 25 bis 50 mg Cannabisblüten einer bestimmten Sorte verdampft und davon mit einem Atemzug inhaliert. Feinwaagen, die auf 10 bis 100 mg genau wiegen, können preiswert erworben werden. Nun sollte mindestens 60 Minuten gewartet werden, um zu sehen, ob diese Menge gut vertragen wird und wirksam ist. Falls die Dosis zu gering ist, kann diese Prozedur mehrmals bis zur Erzielung der gewünschten Dosis wiederholt werden.

Cannabisblüten werden im Regelfall inhalativ genutzt. Die Beliebtheit der oralen Anwendung nimmt aber zu. Mit inhalativer Anwendung ist nicht nur die gebräuchliche Anwendung als Cannabiszigarette (Joint) gemeint, sondern vielmehr die mittels eines speziellen Verdampfers, eines Vaporisators, bei dem eine bestimmte Menge Cannabisblüten kontrolliert erhitzt und dann die daraus entstehenden Cannabinoid-Aerosole inhaliert werden.

Patienten können aus Cannabisblüten selbst einfache Extrakte herstellen, die dann oral eingenommen werden können. Man kann auch Cannabisblüten für eine bestimmte Zeit im Backofen erhitzen und dann abgewogene Mengen beispielsweise in einem Joghurt einnehmen.

Inhalation

Für die inhalative Anwendung von Cannabisblüten sind derzeit in Deutschland (und weltweit) nur zwei Geräte als Medizingeräte zugelassen und verfügbar. Beide werden vom Unternehmen Storz & Bickel in Tuttlingen hergestellt und vertrieben: das stationär zu verwendende Gerät Volcano Medic und der transportable Vaporisator Mighty Medic, den man auf Reisen oder zur Arbeit mitnehmen kann, um auch unterwegs notwendige Anwendungen durchführen zu können. Beides sind zertifizierte Medizinprodukte. Es gibt Patientenberichte, nach denen die Kosten hierfür von der Krankenkasse bereits übernommen wurden. Es gibt aber auch eine Anzahl von Verdampfern, die über keine Zulassung als Medizingeräte verfügen und mit denen Patienten gute Erfahrungen gemacht haben.

Die praktische Krebstherapie mit Cannabis und Cannabinoiden

Hier finden Sie die wichtigsten praktischen Folgerungen für eine Zusatzbehandlung des Krebses mit Cannabis und Cannabinoiden nach dem aktuellen Forschungsstand. Unser Wissen ist noch sehr begrenzt, sodass alle Aussagen vorläufiger Natur sind. Durch die Forschung in den kommenden Jahren können sich diese Folgerungen daher verändern.

Zusammengefasste Ergebnisse der Forschung

1. THC hemmt meistens das Tumorwachstum, nur in wenigen Ausnahmefällen war es tumorfördernd.
2. CBD wirkt tumorhemmend.
3. Die Wirkungen von THC und CBD waren in einigen Untersuchungen synergistisch, sie ergänzten sich also.
4. Cannabinoide hemmen die Resistenz-Bildung des Krebses gegen bestimmte Chemotherapeutika, z.B. durch Hemmung der Aktivität von p-gp (P-Glycoprotein) und MRP1 (Multidrug Resistance-Related Proteins 1). Auf diese Weise kann die Wirksamkeit bestimmter Chemotherapeutika erhalten und gesteigert werden.
5. Cannabinoide wirkten synergistisch mit anderen Therapien. Bekannte Synergien gibt es bisher für folgende Kombinationen:
   - Melphalan und WIN beim Plasmozytom
   - Temozolomid und CBD und THC beim Glioblastom
   - Doxorubicin plus CBD bei Glioblastom und Brustkrebs
   - Vinblastin plus CBD oder THC bei Leukämie
   - Strahlentherapie plus CBD oder THC bei Glioblastom
   - Strahlentherapie plus WIN55,212-2 bei Brustkrebs, während THC die Wirkung abschwächt
   - Bortezomib (Proteasom-Inhibitor) plus CBD bei multiplem Myelom
   - Carfilzomib plus CBD bei multiplem Myelom
   - Bicalutamid und Docetaxel plus CBD bei Prostatakrebs

Einige vorläufige Folgerungen aus der bisherigen Forschung für die Praxis

1. Die Wirkung von THC ist dosisabhängig. Viel THC ist wirksamer als wenig THC. THC war nicht in allen Studien krebshemmend.
2. Eine Kombination von THC und CBD erwies sich in den bisher durchgeführten experimentellen Untersuchungen wirksamer als jedes der beiden Cannabinoide allein.
3. Es ist bisher nicht bekannt, wie das optimale Verhältnis von THC zu CBD aussehen sollte. Es gibt Hinweise, dass das Verhältnis bei verschiedenen Krebserkrankungen unterschiedlich ist. So war beispielsweise CBD in Tierexperimenten zum Brustkrebs wirksamer als THC.
4. Da CBD gut vertragen wird, kann dieses Cannabinoid in hohen Dosen eingenommen werden.
5. Wird CBD gut vertragen, so sollte zusätzlich THC in einer möglichst hohen Dosis eingenommen werden.
6. Eine Behandlung mit THC und CBD ist keine Alternative zu Standardtherapien, sondern eine mögliche Ergänzung.
7. Es kann davon ausgegangen werden, dass die Ansprechbarkeit auf THC und CBD bei verschiedenen Menschen sehr unterschiedlich ist, so wie dies auch in Tierversuchen beobachtet wurde.

Wie sollte eine Therapie durchgeführt werden?

1. Grundsätzlich kommt es für die Wirksamkeit nicht auf die Art und Weise der Einnahme an, sondern auf die Menge von THC und CBD, die in die Blutbahn und damit zum Tumor gelangt. So ist es ein im Internet weit verbreiteter Irrtum, dass Extrakte mit höheren THC-Gehalten oder höheren CBD-Gehalten wirksamer seien als Extrakte mit geringeren Cannabinoid-Konzentrationen. Es kommt auf die Menge an und nicht auf die Konzentration. Es ist auch nicht entscheidend, ob die Cannabinoide oral eingenommen oder ob sie inhaliert werden.
2. Eine rektale Verabreichung von Cannabinoiden ist weniger wirksam, da die Cannabinoide über die Schleimhaut des Enddarms schlecht aufgenommen werden.
3. Es gibt fertige Extrakte, wie vor allem den Cannabisextrakt Sativex, der THC und CBD zu gleichen Teilen enthält. Drei Fläschchen, die

insgesamt 810 mg THC und 750 mg CBD enthalten, kosten 314,14 Euro. Reines Dronabinol (THC) und reines Cannabidiol (CBD) aus der Apotheke sind teurer, wenn man sie einzeln erwirbt.

4. Die Therapie kann mit CBD-Extrakten aus Faserhanf, die im Internet gekauft werden können, begonnen werden.

   Ein mögliches Dosierungsschema ist zweimal 50 mg am ersten Tag, zweimal 75 mg am zweiten Tag, zweimal 100 mg am dritten Tag, zweimal 150 mg am vierten Tag, zweimal 200 mg am fünften Tag und zweimal 250 mg am sechsten Tag. So wird innerhalb von sechs Tagen eine Tagesdosis von 500 mg erzielt. In klinischen Studien wurden täglich 800 mg CBD und mehr verabreicht, und das bei guter Verträglichkeit, sodass auch noch höhere Dosen eingesetzt werden können. Allerdings wird es dann teuer.

5. CBD-Extrakte aus Faserhanf kann man im Internet erwerben. Die Kosten für 1000 mg bewegen sich in einer Größenordnung von etwa 50 bis 70 Euro, eventuell auch mehr. Es kommt nicht auf die Konzentration an, sondern darauf, dass man möglichst viel CBD für sein Geld bekommt. Dieses CBD kann man mit einem THC-Extrakt kombinieren.

   Hier einige Beispiele zur Ermittlung der CBD-Mengen in CBD-Extrakten:
   - 10 ml eines 2-prozentigen CBD-Extraktes enthalten 200 mg CBD.
   - 10 ml eines 5-prozentigen CBD-Extraktes enthalten 500 mg CBD.
   - 10 ml eines 10-prozentigen CBD-Extraktes enthalten 1000 mg CBD.
   - 10 ml eines 25-prozentigen CBD-Extraktes enthalten 2500 mg CBD.
   - 1000 mg CBD-Kristalle mit einer CBD-Konzentration von 98 Prozent enthalten 980 mg CBD.
   - 1 g Cannabisblüten mit einem CBD-Gehalt von 9 Prozent (Cannabissorte Bedrolite) enthält 90 mg CBD.
   - 5 g Cannabisblüten mit einem CBD-Gehalt von 9 Prozent (Cannabissorte Bedrolite) enthalten 450 mg CBD.

6. Es ist nicht kompliziert, selbst einfache Extrakte aus Cannabisblüten herzustellen. Diese sind günstiger als im Internet erhältliche Haschischöle (RSO-Öl, Cannabisöl etc.) sowie in der Apotheke erhältliche Extrakte wie Sativex.
7. Bei der Wahl der Blüten kann man sich am THC-Gehalt orientieren. So kann man die Sorten Bedrocan mit einem THC-Gehalt von 22 Prozent und Pedanios 22/1 verwenden, um das meiste THC fürs Geld zu bekommen. Die Sorte Bedrocan des Unternehmens

Bedrocan ist eher sativalastig, während die Sorte von Pedanios einen höheren Indica-Anteil besitzt.

8. Es ist auch jede andere Einnahmeform möglich. Wichtig ist, dass Cannabisblüten vor der Einnahme erhitzt werden. Dies kann durch Erhitzen in einem Öl geschehen, aber auch beispielsweise durch Erhitzen im Backofen, beispielsweise für 30 Minuten bei 120 bis 130 °C oder 10 Minuten bei 140 °C. Danach können die Blüten zerbröselt und mit einer Präzisionswaage dosiert werden. So kann man beispielsweise 100 oder 200 mg der Blüten in einen Joghurt geben und essen.

Herstellung von Extrakten und Cannabisöl

Es können beispielsweise 5 g Cannabisblüten in 100 ml Rapsöl (oder ein anderes Speiseöl) gegeben werden und im kochenden Wasserbad eine Stunde lang auf 100 °C erhitzt werden. Dabei werden die Cannabinoide decarboxyliert und gelangen in das Öl.

Es ist einfacher, die Cannabisblüten zunächst im Backofen zu decarboxylieren (zum Beispiel zehn Minuten bei 140 °C) und danach ins Öl zu geben, das dann für 15 bis 30 Minuten erhitzt wird. Danach können die Blüten entfernt werden, und das Öl kann in ein Tropffläschchen aus der Apotheke abgefüllt werden. Bei einem THC-Gehalt der verwendeten Cannabisblüten von 20 Prozent enthalten 1 g der Blüten 200 mg THC und 5 g entsprechend 1000 mg THC.

Eine Alternative besteht darin, Cannabisblüten im Backofen etwa zehn Minuten lang auf etwa 140 °C zu erhitzen, um sie zu decarboxylieren. Dieses trockene Kraut kann man dann klein zermahlen, abwiegen und beliebig einnehmen, beispielsweise auf einem Löffel Joghurt oder als Tee. Verwendet man Cannabisblüten mit einem THC-Gehalt von 20 Prozent, so enthalten 0,1 g 20 mg THC.

Eine weitere Alternative ist die Herstellung von Haschisch-Öl, das auch Cannabis-Öl oder RSO-Öl genannt wird. Die einfachste und wirksamste Herstellung ist die folgende:

Zunächst werden die Cannabisblüten im Backofen decarboxyliert (siehe oben, 10 Minuten bei 140 °C). Danach wird das getrocknete Kraut zerkleinert. 10 g der Blüten (oder eine andere Menge) und 100 ml reiner Alkohol (oder eine andere Menge) werden in der Gefriertruhe auf -15 bis -20 °C heruntergekühlt. Die Temperaturen im Kühlschrank reichen nicht aus. Das dauert etwa eine Stunde. Danach werden die zerkleinerten Blüten in den Alkohol gelegt. Das Gefäß mit dem Alkohol und den Blüten wird erneut 1,5 Stunden in die Gefriertruhe gestellt. In dieser Zeit treten die Cannabinoide in den Alkohol über. Man kann etwa alle 30 Minuten einmal umrühren. Danach das Gefäß aus der Gefriertruhe holen und die Blüten mit einem Sieb abseihen.

Jetzt muss der Alkohol verdampft werden, damit nur noch die konzentrierten Cannabinoide mit wenigen anderen Substanzen übrigbleiben. Es gibt dazu mehrere Möglichkeiten.

Häufig wird ein Reiskocher verwendet, der auf 100 bis 120 °C eingestellt wird, sodass der Alkohol verdampft. Es muss sichergestellt werden, dass in der Nähe kein Feuer gemacht wird, da sonst der Alkohol Feuer fangen kann. Man sollte dies also auf dem Balkon oder bei geöffnetem Fenster oder unter Verwendung einer Abzugshaube durchführen. Wenn der Alkohol verdampft ist, verbleibt das reine Haschisch-Öl, ein hochkonzentrierter klebriger Extrakt, im Reiskocher. Dieser kann bei Bedarf wieder etwas verdünnt werden, beispielsweise mit einem Speiseöl oder Alkohol.

Nicht aufgeben

Kürzlich sprach ich mit einem Krebspatienten, der an einem Glioblastom leidet. Er wird am Krankenhaus Köln-Mehrheim therapiert und überwacht.

Am 20. September 2016 wurde das Glioblastom operiert. Ab dem 6. Oktober verwendet er Cannabisextrakte in hohen Dosen. Anfang November wurde ein Rezidiv von 4 mm Größe entdeckt. Bis zum Februar 2017 wuchs der Tumor bis auf eine Größe von 11 mm. Er lehnte weiterhin eine Chemotherapie und eine Strahlentherapie ab und behandelte sich weiter mit Cannabisextrakten. Im März 2017 betrug die Größe des Tumors 8,8 mm, im Mai 5,25 mm.

Es findet im Krankenhaus keine andere Therapie statt, sondern nur die Selbstmedikation mit einem selbst hergestellten Cannabisextrakt. Man habe ihm im Krankenhaus gesagt, dass man demnächst die MRT-Kontrollen der Größenentwicklung in größeren Abständen durchführen könne, weil der Verlauf so günstig sei.

Der Patient berichtete mir, dass er heute etwas anders machen würde. Heute würde er die THC- und CBD-Dosis deutlich schneller steigern, so schnell steigern, wie er könne, um möglichst schnell hohe Dosen zu erzielen. Er sei froh, nicht aufgegeben zu haben, und wolle allen Patienten Mut machen, nicht so schnell aufzugeben. Ich gehe davon aus, dass eine zusätzliche Chemotherapie den Therapieverlauf noch günstiger gestaltet hätte.

Anhänge

Was sonst noch hilft, Krebs vorzubeugen und zu behandeln

Viele Krebspatienten fragen sich, was sie zusätzlich zu den Standardtherapien (Operation, Chemotherapie etc.) tun können, um ihre Überlebenschancen zu verbessern. Eine zusätzliche Behandlung mit Cannabinoiden ist nur eine von mehreren Möglichkeiten.

Lebensstil

Mehr als die Hälfte aller Krebserkrankungen in Europa basieren auf unserem Lebensstil. Hier die wichtigsten Maßnahmen zur Verbesserung des Lebensstils:

- Nicht rauchen (Tabak, Kräuterzigaretten, Cannabis); dadurch Vermeidung der Inhalation von krebserzeugenden Verbrennungsprodukten
- keinen oder wenig Alkohol trinken (nicht jede Woche, sondern nur gelegentlich)
- qualitativ hochwertige und abwechslungsreiche Ernährung mit viel pflanzlicher Kost und nur mäßigen Mengen von tierischem Eiweiß und tierischen Fetten
- regelmäßige körperliche Aktivitäten, mindestens dreimal 30 Minuten Sport pro Woche
- Vermeidung von starkem Übergewicht
- ausreichender Schutz vor UV-Strahlen der Sonne durch Sonnenschutz und Vermeidung ausgedehnter Sonnenbäder
- für ausreichenden und erholsamen Schlaf sorgen
- Harmonisierung der Psyche; Stress verringern; Entspannung fördern, bei langfristiger seelischer Belastung therapeutische Hilfe in Anspruch nehmen

Ernährung

Nach dem gegenwärtigen Kenntnisstand ist es möglich, einige Tipps für eine Ernährung zu geben, die Krebs vorbeugt, Rückfällen vorbeugt und auch sonst gesund ist:

- Eiweiß und Fett in Form von Fleisch und Wurst maximal zwei- bis dreimal wöchentlich
- bei tierischen Eiweißen Fisch und Geflügel bevorzugen
- Meiden von hocherhitzten Speisen (über 180 °C)
- Meiden von Zucker und Weißmehlprodukten mit hohem glykämischen Index, denn hohe Insulinspiegel sind krebsfördernd
- Meiden von Fertigprodukten und Fast Food, die viele versteckte Zucker und Aromen enthalten
- kein zu starker Konsum von Milchprodukten und Milch, vorzugsweise als Joghurt oder Kefir
- gründlich kauen, Essenspausen von vier bis fünf Stunden
- Bio-Lebensmittel bevorzugen, um die Belastung mit Pestiziden, Fungiziden, Antibiotika und Hormonen zu reduzieren
- Vollkorngetreide und Vollkorngetreideprodukte (eventuell fein gemahlen) bevorzugen
- täglich zwei Esslöffel geschrotete Leinsamen
- Rohkost; Gemüse/Salate/Kräuter so viel wie möglich, auch als grüne Smoothies
- Bio-Obst, aber insgesamt mehr Gemüse als Obst
- Hülsenfrüchte (Erbsen, Bohnen, Linsen)
- Kohlsorten viermal wöchentlich (auch Brokkoli, Rucola, Kresse)
- naturbelassene pflanzliche Öle und Fette (Olivenöl, Leinöl, Rapsöl, Hanföl)
- zum Anbraten nur Bratöle oder Kokosfett verwenden
- zum Naschen Nüsse oder dunkle Schokolade
- auf gute Trinkwasserqualität achten
- Lebensmittel, auch Wasser, nicht in Plastikverpackungen
- ideal: Kräuter- und Grüner Tee, rückstandskontrolliert
- milchsauer vergorene Gemüsesäfte wie Sauerkraut-, Sellerie-, Karottensaft, Kanne-Brottrunk
- wenig Kaffee oder Schwarztee
- möglichst vermeiden: Obstsäfte (nur verdünnt trinken), Limonaden und Cola (wegen Zucker und Süßstoffen)

Eine Übersicht von Studien zeigte, dass der regelmäßige Konsum von zuckerhaltigen Getränken mit einem dreifach erhöhten Risiko für Prostatakrebs verbunden war (Makarem et al. 2016). Der Konsum von Gemüse, Obst und ganzem Getreide war mit einem um 67 Prozent erniedrigten Brustkrebsrisiko verbunden. Von 29 Studien, die den Zusammenhang von faserreicher Nahrung und Krebs untersuchten, fanden acht eine signifikante Reduzierung für alle Krebsarten zwischen 6 und 49 Prozent, während 21 keine Beziehung feststellten. Ein hoher glykämischer Index war mit einem signifikant erhöhten Risiko für Lungenkrebs verbunden (Melkonian et al. 2016).

Nahrungsergänzung

Darüber hinaus kann die Nahrung durch die Einnahme konzentrierter Produkte und Mikronährstoffe ergänzt werden.

- grüne Smoothies aus Obst und vor allem Gemüse selber machen
- Nahrungsergänzungstherapie mit hochkonzentrierten Pflanzenextrakten
- mikrobiologische Therapie zur Verbesserung der Darmflora
- milchsauer vergorene Nahrungsmittel oder Nahrungsergänzungsmittel
- Einnahme bei erniedrigten Konzentrationen im Blut: Selen, Vitamin D, Zink, Magnesium, Jod

So waren beispielsweise Vitamin-D-Konzentrationen von mehr als 40 ng/ml im Blut in einer umfangreichen Analyse vieler Studien mit einem um 65 Prozent erniedrigten Krebsrisiko verbunden (Sharon et al. 2016).

Insbesondere die Bedeutung von Jod ist bisher wenig bekannt. Frauen, die sich sehr jodreich ernähren (Algen, Meeresfrüchte), erkranken seltener an Brustkrebs.

Körperpflege und Medikamente

Ein weiterer Aspekt ist die Meidung möglicher krebserzeugender Substanzen in der Medizin und Körperpflege.

- Chemische Haarfärbemittel meiden
- keine Deos verwenden oder nur solche ohne Aluminium
- möglichst nur Naturkosmetika verwenden

- Dauereinnahme von chemischen Schmerz-, Beruhigungs- und Schlafmitteln vermeiden
- häufige Einnahme von Antibiotika und Cortison vermeiden
- Amalgam-Zahnfüllungen vermeiden

Untersuchungen zur Vorsorge und für Krebsbetroffene

Es sollte darauf geachtet werden, dass keine Unterversorgung mit bestimmten Vitaminen und Spurenelementen sowie ein gut funktionierendes Immunsystem vorliegt.

- Entzündungswerte (Blutsenkung, CRP, eventuell hsCRP)
- Differentialblutbild mit Lymphozyten (bei niedrigen Lymphozyten ➡ Immunstimulation)
- eventuell Lymphozytendifferenzierung (Immunstatus)
- Blutspiegel von Selen: Ziel 100 bis 130 μg/l
- Blutspiegel von Zink im Vollblut: Ziel 4,0 bis 7,5 mg/l
- Blutspiegel von Vitamin D (25-Hydroxy-Vitamin-D): Ziel 40 bis 60 μg/l
- zahnärztliche Abklärung von Herd- bzw. Störfeldern (u.a. auf Metallunverträglichkeiten, wurzeltote Zähne)
- Untersuchungen von Schwermetallbelastungen
- bei Brustkrebs Schilddrüsenwerte (TSH, fT3, fT4, Autoantikörper), eventuell auch Bestimmung von Jod im ersten Morgenurin oder besser im 24-Stunden-Urin
- bei unklaren Blähungen, chronischen Bauchschmerzen, Durchfällen und Nahrungsmittelunverträglichkeiten, vor allem nach Chemotherapie, Darmflora-Untersuchung des Stuhls mit Bestimmung von Alpha-1-Antitrypsin, Verdauungsrückständen, Pankreas-Elastase und Gallensäuren
- bei älteren Patienten und Personen mit Erkrankungen des Magens: Vitamin-B12 (besser Holotranscobalmin im Blut, Methylmalonsäure im Urin)

Vorsorgeuntersuchungen und Impfung

Einige medizinische Vorsorgeuntersuchungen und die Beachtung körperlicher Symptome können helfen, verschiedene Krebserkrankungen frühzeitig zu erkennen, um die Heilungschancen deutlich zu verbessern.

- Bei verdächtigen Hautveränderungen, Knotenbildungen in der Brust, Blut im Urin bzw. Stuhl und häufigem Ausfluss ist eine zügige ärztliche Abklärung sinnvoll.
- Je nach familiärem Risiko die gesetzlich verankerten Krebsfrüherkennungsuntersuchungen in Anspruch nehmen, darunter insbesondere Vorsorge für Gebärmutterhalskrebs, Darmkrebs und eventuell Brustkrebs.

Die Impfung gegen den HPV (Humane Papillomviren) schützt vor einigen Krebsarten. Dies gilt insbesondere für Gebärmutterhalskrebs, vermutlich ist aber auch ein erheblicher Anteil der Scheiden-, Penis- und Analkarzinome Folge einer HPV-Infektion.

Krebshemmende Pflanzenstoffe in der Ernährung

Auch viele andere Pflanzen enthalten krebshemmende Inhaltsstoffe. So enthalten Brokkoli den Krebshemmer Sulforaphan; Tomaten enthalten Lycopen. Pflanzliche Nahrungsmittel mit reichlich Polyphenolen sind zudem entzündungshemmend, und Entzündungen sind die Grundlage für eine Vielzahl von Erkrankungen, wie Krebs und Herz-Kreislauf-Erkrankungen.

Eine Zusatztherapie bei Krebs sollte diese Erkenntnisse bei der Ernährung berücksichtigen. In der Wissenschaft wird heute davon ausgegangen, dass etwa 30 bis 50 Prozent aller Erkrankungen zumindest zum Teil auf der Ernährung basieren. Dies gilt nicht nur für die Folgen von Übergewicht, wie beispielsweise Diabetes, sondern auch für Herzkreislauferkrankungen, Gelenkbeschwerden und Krebserkrankungen. Eine vielfältige, pflanzenreiche Ernährung ist daher für die Vorbeugung vieler Erkrankungen wichtig. Dagegen weiß man heute, dass vor allem verarbeitetes Fleisch, wie beispielsweise Wurst, krebsfördernd wirkt.

Einer der führenden Forscher, der die Rolle der Ernährung zur Vorbeugung von Krebs untersucht hat, ist Professor Richard Béliveau, der an der Universität von Quebec sowie am Zentrum für Krebsforschung Charles-Bruneau des Krankenhauses St. Justine in Montreal (Kanada) arbeitet. Er hatte sich die Frage stellt, warum wir angesichts der Tatsache, dass wir alle täglich etwa eine Million entartete Zellen produzieren, nicht alle an Krebs sterben, sondern häufig 70, 80 oder 90 Jahre alt werden können. Und er hatte sich die Frage gestellt, ob dies etwas mit unserer Ernährung zu tun haben könnte (Béliveau et Gingras, 2007).

Interessanterweise können bestimmte Pflanzeninhaltsstoffe ebenso wie Cannabinoide in einigen Fällen die Wirksamkeit einer Chemotherapie erhöhen. So zeigte eine Arbeitsgruppe aus der Schweiz, dass der Brokkoliwirkstoff Sulforaphan die Wirksamkeit von Chemotherapeutika gegen Dickdarmkrebszellen verbessert (Erzinger et al. 2016). Erfreulicherweise blieben gesunde Zellen von den schädlichen Effekten allerdings verschont. Vitamin A könnte die Wirksamkeit einer Chemotherapie bei Bauchspeicheldrüsenkrebs verstärken (Carapuça et al. 2016).

Die Bedeutung von Pflanzen für eine gesunde Ernährung

Pflanzen haben im Laufe der Jahrmillionen ihrer Evolution Moleküle entwickelt, die sie vor der ultravioletten Strahlung der Sonne, vor Bakterien, Viren, Entzündungen und Fressfeinden schützen. Im Laufe der Millionen von Jahren der tierischen bzw. menschlichen Entwicklung haben sich Tiere und Menschen in einer Co-Evolution diese Substanzen zunutze gemacht, um ebenfalls gesund zu bleiben. So gibt es beispielsweise Substanzen, wie Vitamine und essenzielle Fettsäuren, die der menschliche Körper benötigt, aber nicht selbst produzieren kann, sondern mit der Nahrung aufnehmen muss. Andere Substanzen, darunter sekundäre Pflanzenstoffe, wie vor allem Flavonoide, und Ballaststoffe sind ebenfalls wichtige Nahrungsbestandteile, ohne dass sie essenziell sind. Wir können ohne diese Pflanzenstoffe leben, können jedoch ein gesünderes Leben führen, wenn wir sie mit der Nahrung aufnehmen.

Nicht alle von Pflanzen produzierten Substanzen, mit denen sich die Pflanzen schützen, sind für den Menschen gesund, sondern es gibt auch solche, die giftig sind, wie beispielsweise Solanin, welches sich in den grünen Stellen von Kartoffeln befindet, sodass man diese vor der Zubereitung herausschneidet, oder Nikotin im Tabak. Es gibt zudem viele giftige Pflanzen, wie den Knollenblätterpilz. Die Behauptung, dass die Pflanzenwelt nur Gutes für den menschlichen Körper hervorgebracht hat, ist daher unzutreffend. Es ist notwendig, etwas genauer hinzuschauen.

Die Bedeutung der Ernährung für die Entwicklung von Krebs

Im Jahr 1970 wurde in einer bahnbrechenden Studie erstmals nachgewiesen, dass 75 bis 80 Prozent aller Krebse, die in den USA diagnostiziert wurden, durch eine Veränderung des Lebensstils, wie beispielsweise Rauchen und Ernährung, hätten verhindert werden können. Die Ergebnisse dieser Studie wurden in späteren Studien von anderen Forschern bestätigt. Das Amerikanische Institut für Krebsforschung veröffentlichte im Jahr 1997 eine Untersuchung, nach der 30 Prozent aller Todesfälle durch Krebs auf der Ernährung beruhen, etwa die gleiche Zahl, die auf das Rauchen von Tabak zurückgeführt wird.

Diese enge Verbindung wird durch die großen Unterschiede in der Häufigkeit bestimmter Krebsarten in verschiedenen Ländern und durch spektakuläre Veränderungen bei der Häufigkeit von Krebs, wenn Menschen in ein anderes Land umziehen, unterstrichen. Beispielsweise haben Studien gezeigt, dass Asiaten eine um den Faktor 25 geringere Häufigkeit von Prostatakrebs und eine um den Faktor 10 geringere Häufigkeit für Brustkrebs aufwiesen wie Bewohner westlicher Industriestaaten. Die Häufigkeit dieser Krebsarten nahm jedoch dramatisch zu, wenn Asiaten in diese westlichen Länder auswanderten. Die Bedeutung des Lebensstils bei der Entwicklung von Krebs wurde auch durch Studien mit eineiigen Zwillingen nachgewiesen. Die genetischen Faktoren waren nur für 15 Prozent aller Krebsfälle verantwortlich, was ein Hinweis darauf ist, dass die meisten Krebsfälle nicht auf genetischen Ursachen beruhen, sondern auf anderen Faktoren, wie Lebensstil und Umwelt.

Pflanzen mit krebshemmenden Eigenschaften

Nun zurück zu den Überlegungen und Studien von Professor Béliveau. Er setzte Krebszellen zunächst Extrakten verschiedener Gemüse, Früchte und anderer Pflanzen aus und stellte dabei fest, dass Krebszellen in einem unterschiedlichen Ausmaß in diesen Extrakten zugrunde gingen. Einige Extrakte hatten kaum Wirkungen auf die Krebszellen, durch einige Extrakte wurden jedoch 100 Prozent der Krebszellen abgetötet. Bei Karotten waren es etwa 50 Prozent. Zu den Pflanzen mit den stärksten krebshemmenden Eigenschaften zählten in diesen Studien diverse Kohlsorten, Brokkoli, Rote Bete, Knoblauch, Blaubeeren, Brombeeren und Erdbeeren.

Er stellte sich dann die Frage, ob diese krebshemmenden Eigenschaften auch bestehen bleiben, wenn man diese Extrakte in großer Menge Tieren verabreicht, bei denen verschiedene Krebsarten verursacht worden waren. Er konnte nachweisen, dass die Krebshemmung auch bei lebenden Organismen bestehen blieb.

Epidemiologische Studien anderer Forscher konnten nachweisen, dass eine Ernährung, die viele Nahrungsmittel pflanzlichen Ursprungs enthält, darunter Gemüse, Obst, Vollkornprodukte, Nüsse, Samen und Tee, mit einer Reduzierung des Risikos für die Entwicklung verschiedener Krebsarten verbunden ist. So legen Studien nahe, dass etwa 75 Prozent aller bösartigen Dickdarmtumoren durch eine Vergrößerung des Pflanzenanteils in der Ernährung vermieden werden könnten.

Direkte Wirkungen auf Tumorzellen

Freie Radikale haben die Eigenschaft, das genetische Material von Zellen schwer zu schädigen, was Krebs verursachen kann. Mehrere Pflanzeninhaltsstoffe neutralisieren diese Karzinogene. Beispielsweise hemmen Isothiocyanate, die in großer Menge bei Kreuzblütler-Gemüsesorten vorkommen, die Tumorbildung, indem sie genetische Schäden durch viele Karzinogene hemmen. Zu den Kreuzblütlern zählen Kohlsorten (Blumenkohl, Rotkohl, Brokkoli, Rosenkohl etc.), Rüben, Radieschen, Kresse und Rettich. Isothiocyanate werden auch als Senföle bezeichnet. Auch Substanzen in Knoblauch und Zitrusfrüchten enthalten Moleküle, die Zellen vor einer DNA-Schädigung schützen.

Eine Anzahl von Pflanzenstoffen hemmt das Tumorwachstum direkt, indem sie bei diesen einen programmierten Zelltod (Apoptose) verursachen. Zu diesen Stoffen zählen Phenethylisothiocyanat in den oben genannten Kreuzblütler-Gemüsesorten (Kohlsorten etc.), Curcumin in Kurkuma, auch Gelbwurz genannt, sowie Resveratrol aus der Grapefruit (Pampelmuse). Curcumin ist ein gelber Farbstoff, der ein wesentlicher Bestandteil von Curry ist.

Nahrungsmittel, die nach Professor Béliveau in die tägliche Ernährung integriert werden sollten*

Rosenkohlsprossen, eine halbe Tasse

Brokkoli, Blumenkohl, Weißkohl, eine halbe Tasse

Knoblauch, zwei Zehen

Zwiebeln, eine halbe Tasse

Spinat, Kresse, eine halbe Tasse

Soja (z.B. geröstete Sojabohnen), eine halbe Tasse

Leinsamen (frisch geschrotet), zwei Esslöffel

Eine mittelgroße Tomate

Gelbwurz/Ingwer, ein Teelöffel

Schwarzer Pfeffer, ein Teelöffel

Blaubeeren, Erdbeeren, Brombeeren, eine halbe Tasse

Cranberries (getrocknet), eine halbe Tasse

Grapefruit, eine halbe Tasse

Schwarze Schokolade, 20 g

Zitrusfrüchte (Saft), eine halbe Tasse

Grüner Tee, dreimal täglich 250 ml

Roter Traubensaft, ein Glas

Nüsse, 20 g

* leicht verändert und ergänzt

Wirkungen auf die Tumorumgebung

Viele Pflanzenstoffe hemmen die Blutgefäßneubildung in Tumoren, darunter ein Catechin mit dem Namen Epigallocatechin-3-Galat (EGCG), das reichlich in grünem Tee vorkommt. Catechine zählen zur großen Gruppe der Flavonoide, das sind sekundäre Pflanzenstoffe, zu denen auch die meisten Farbstoffe der Pflanzen gehören. So wurde nachgewiesen, dass Auszüge aus grünem Tee die Entwicklung von Prostatakrebs hemmen können. Es wurden auch günstige Wirkungen auf die chronisch lymphatische Leukämie nachgewiesen. Auch das Polyphenol Ellagsäure, das in Brombeeren und Blaubeeren vorkommt, sowie Delphinidin aus Blaubeeren hemmt die Blutgefäßneubildung.

Es ist bekannt, dass Entzündungsprozesse am Fortschreiten mehrerer Krebsarten beteiligt sind, darunter Darmkrebs, Brustkrebs und Lungenkrebs. Es gibt auch eine Anzahl von Entzündungen, die das Risiko für Krebs erhöhen. Beispielsweise erhöhen chronisch-entzündliche Darmerkrankungen wie Colitis ulcerosa das Risiko für Darmkrebs, und Entzündungen der Prostata erhöhen das Risiko für Prostatakrebs. Die übliche westliche Ernährung mit Zucker, gesättigten Fettsäuren und wenig Gemüse und Omega-3-Fettsäuren fördert Entzündungen. Omega-3 Fettsäuren sind dagegen entzündungshemmend. Sie finden sich reichlich in Leinöl, Rapsöl und Hanfsamenöl. Es gibt eine Anzahl weiterer Pflanzeninhaltsstoffe, die entzündungshemmende Eigenschaften besitzen. Neben THC und CBD sind das beispielsweise Curcumin aus Kurkuma, EGCG in grünem Tee und Reservatrol in Pampelmusen.

Immer wieder werden neue krebshemmende Pflanzenstoffe entdeckt, so kürzlich bestimmte Isoflavone in Dill und Petersilie (Semenov et al. 2016). Es ist also sinnvoll, sich vielfältig pflanzlich zu ernähren, um von den verschiedenen Möglichkeiten zu profitieren.

Fasten

Eine Studie aus dem Jahr 2012 zeigte, dass Mäuse mit Krebs, die vor einer Chemotherapie fasten, besser auf die Therapie ansprechen, während gesunde Zellen geschützt werden (Lee et al. 2012). Diese Art der Kombinationstherapie könnte nach Auffassung der Autoren »das Überleben von Patienten in fortgeschrittenen Krebsstadien verbessern, indem es sowohl das Fortschreiten des Tumorwachstums verzögert als auch die Nebenwirkungen reduziert«.

Bereits im Jahr 2008 hatte die Arbeitsgruppe um Professor Valter Longo aus Kalifornien nachgewiesen, dass Fasten dabei half, gesunde Zellen vor einer Chemotherapie zu schützen. Nun konnten sie zeigen, dass Krebszellen durch das Fasten so gestresst wurden, dass sie empfindlicher für verschiedene Chemotherapeutika wurden.

In der Studie erhielten Mäuse 48 Stunden lang vor der Chemotherapie keine Nahrung und die Tumoren (Brustkrebs, Glioblastom, Melanom) gingen deutlich stärker zurück als in einer Vergleichsgruppe von Tieren, die nur die Chemotherapie erhielten. Mäuse mit Metastasen wiesen eine um 40 Prozent stärker reduzierte Tumormasse auf als in der Vergleichsgruppe. Sie lebten auch länger.

Fasten scheint daher gesunde Zellen vor den giftigen Effekten einer Chemotherapie zu schützen, indem sie bestimmte Mechanismen der Selbstreparatur aktivieren, während Krebszellen dazu nicht in der Lage sind.

Im Jahr 2016 zeigte die gleiche Arbeitsgruppe, dass das Fasten während der Chemotherapie zusätzlich die Aktivität von T-Lymphozyten gegen

Krebszellen verstärkte (Di Biase et al. 2016). Das eigene Immunsystem tötete also vermehrt Krebszellen.

Eine Studie mit 2413 Brustkrebspatientinnen zeigt, dass auch kürzere Fastenzeiten bei Krebs von Nutzen sein können (Marinac et al. 2016).

Die Wissenschaftler untersuchten die Länge der Zeiten ohne Nahrungsaufnahme während der Nacht. Lag die Fastenperiode unter 13 Stunden, so war das Risiko für einen Rückfall um 31 Prozent größer als bei Frauen, die 13 Stunden oder länger keine Nahrung aufnahmen. Die Autoren fanden auch ein um 22 Prozent erhöhtes Sterberisiko in der Gruppe mit kurzen nahrungsfreien Perioden während der Nacht. Längere Fastenpausen während der Nacht waren mit günstigen Effekten auf den Blutzucker und den Langzeitwert für eine gute Blutzuckereinstellung (HbA1c) verbunden.

Die Autoren schrieben, dass »die Verlängerung der nächtlichen Fastenintervalle eine einfache, nichtpharmakologische Strategie für die Reduzierung des Risikos für einen Brustkrebsrückfall sein könnte«.

Fasten erwies sich auch als vorteilhaft in Tiermodellen für akute lymphoblastische Leukämie (ALL), nicht jedoch für akute myeloische Leukämie (AML) (Lu et al. 2017).

Basische Ernährung

Krebszellen haben die Fähigkeit, in einer sauren Tumorumgebung zu wachsen, die für andere Zellen schädlich ist, darunter auch für Immunzellen. Eine Neutralisierung dieser sauren Tumorumgebung verbessert die Wirksamkeit von Krebstherapien, die das Immunsystem aktivieren. Eine saure Umgebung kann die Funktion verschiedener Immunzellen reduzieren, was das Überleben des Tumors verbessern kann. Zudem werden Tumoren schlechter vom Immunsystem erkannt, indem sie Proteine produzieren, die die Funktion des Immunsystems blockieren.

Insbesondere T-Lymphozyten werden durch eine saure Umgebung in ihrer Aktivität gehemmt. Wissenschaftler behandelten Mäuse mit Natriumbikarbonat. Es reduzierte nicht das Wachstum von Melanom-Tumoren, verstärkte jedoch die Konzentrationen von T-Lymphozyten innerhalb des Tumors (Pilon-Thomas et al. 2015). Der Leiter der Studie, Professor Robert J. Gillies, erklärte, dass der »saure pH-Wert, der in der Mikroumgebung eines Tumors gefunden wird, immununterdrückende Wirkungen hat. Durch Neutralisierung dieser Säure mit Puffern waren wir in der Lage, die Ansprechbarkeit von Melanomen und Pankreastumoren gegenüber Immuntherapien zu verbessern«.

Eine Übersäuerung bei Krebs wird durch die spezifischen Stoffwechselvorgänge von Krebszellen begünstigt (ausführlichere Informationen unter: www.saeure-basen-ratgeber.de/faq/uebersaeuerung-und-krebs-wissenschaftliche-fakten-tipps). Anders als normale Körperzellen benötigt ein Tumor keinen Sauerstoff, um aus Zucker Energie zu gewinnen (Warburg-Effekt). Vielmehr wird das Prinzip der Gärung genutzt, indem Zucker zu Milchsäure verstoffwechselt wird. Somit fällt vermehrt Laktat im Blut an und verschiebt den pH-Wert des Körpers in den sauren Bereich, was schließlich zu einer Übersäuerung führen kann (Laktat-Azidose). In der direkten Umgebung des Tumors ist dieser Effekt am deutlichsten ausgeprägt. Die saure Umgebung vereinfacht nicht nur die Aufnahme von Zucker in die Tumorzellen, sondern hemmt gleichzeitig Apoptosen.

Ein weiterer Faktor, der im Rahmen einer Krebserkrankung zu Übersäuerung führt, ist Unterernährung. Diese ergibt sich einerseits aus der Steigerung des Grundumsatzes bei Tumorerkrankungen. Andererseits führen Begleiterscheinungen, wie Schmerzen und Übelkeit, zu einer Verminderung des Appetits und dadurch mittel- bis langfristig zu Auszehrung.

Behandlung mit Methadon

Eine Studie aus dem Jahr 2016 – von Wissenschaftlern des Anderson Cancer Center der Universität von Texas in Houston – mit Patienten mit fortgeschrittenem Krebs legt nahe, dass Opiate bzw. Opioide, die den mu-Opioidrezeptor (μ-Rezeptor) aktivieren, den Verlauf von Krebserkrankungen günstig beeinflussen könnten (Janku et al. 2016). In einer Studie mit 229 Patienten mit fortgeschrittenem Krebs erhielten diese zufällig verteilt entweder Methylnaltrexon (einen Opioid-Antagonisten), der an den peripheren mu-Opioidrezeptor bindet, oder ein Placebo unter die Haut gespritzt. Patienten, die das Opioid bekommen hatten, lebten deutlich länger als Patienten aus der Placebo-Gruppe.

Bereits im Jahr 2008 konnte die Chemikerin Dr. Claudia Friesen vom Institut für Rechtsmedizin der Universität Ulm zeigen, dass Methadon einen programmierten Zelltod bei Leukämiezellen auslöst.

D,L-Methadon ist ein vollsynthetisch hergestelltes Opioid. L-Methadon ist ein reiner Agonist am μ-Opioid-Rezeptor. Methadon hat eine stark schmerzstillende Wirkung. D,L-Methadon liegt in der Regel als 1:1-Gemisch von zwei spiegelbildlichen Molekülen vor, dem D-Methadon und L-Methadon. Das linksdrehende L-Methadon (Levomethadon) hat eine starke analgetische Wirkung. Das rechtsdrehende D-Methadon ist der stärkste bekannte Hustenblocker und auch verantwortlich für die starke Wirkung des Gemisches auf Nervenschmerzen. Darüberhinaus kann es den Wirkverlust von Opioiden (Toleranzentwicklung) binnen kürzester Zeit aufheben, weshalb diese Toleranz unter D,L-Methadon nicht auftritt.

Im Jahr 2014 konnte die Forscherin nachweisen, dass die zusätzliche Gabe von D,L-Methadon zu einer Chemotherapie bei vielen Krebstherapien deren Wirksamkeit um bis zu 90 Prozent verstärken kann. Sie berichtet, dass sie viele Fälle kennt, bei denen das Leben von Krebspatienten durch diese Zusatzbehandlung deutlich verlängert wurde, oder sie sogar geheilt werden konnten.

Methadon ist ein zugelassenes und kassenübliches Arzneimittel in der Drogenersatztherapie und der Schmerztherapie. Die Dosierungen liegen in der Drogenersatztherapie allerdings mindestens um den Faktor zehn höher als in der Schmerztherapie, weswegen die gefürchteten Nebenwirkungen am Herzen auch nur in der Substitution auftreten können. Für die Schmerztherapie gibt es bis jetzt in Deutschland kein Fertigarzneimittel. Die einprozentige Methadon-Lösung muss von einer Apotheke als Rezeptur hergestellt werden. Ein sogenannter Off-Label-Einsatz von Methadon außerhalb der zugelassenen Indikationsgebiete ist grundsätzlich ebenfalls möglich. Methadon ist zudem ein preiswertes Medikament. Wenn Methadon verabreicht wird, sollten keine anderen Opioide/Opiate zusätzlich gegeben werden, da diese die Wirkung von Methadon blockieren können, weil sie an die selben Opioidrezeptoren binden. Methadon wird über die Mundschleimhaut aufgenommen, deshalb sollte es unverdünnt, also pur genommen werden.

Methadon kann in der Schmerztherapie bei Krebspatienten eingesetzt werden. Dabei hat es sich gezeigt, dass Krebstherapien besser bzw. wieder bei Patienten wirken können und die Krebspatienten deutlich länger und mit besserer Lebensqualität leben können als mit anderen Schmerzmitteln. Um den wissenschaftlichen Beweis zu erbringen, müssen jedoch für jede Krebsart öfters klinische Studien durchgeführt werden. Bisher wurde keine klinische Studie mit Menschen veröffentlicht, die beweist, dass Methadon sich günstig auf den Verlauf von Krebserkrankungen auswirkt. Bisher wurde nur eine klinische Studie an der Klinik für Neurochirurgie der Charité in Berlin mit 27 Patienten mit Glioblastom veröffentlicht, die die Verträglichkeit von Methadon in Kombination mit einer Chemotherapie untersuchte (Onken et al. 2017). Die Ergebnisse zeigen, dass das Präparat sicher mit einer Gliom-Chemotherapie kombiniert werden kann, ohne dass das Risiko für Nebenwirkungen, wie Herzrasen, Schwitzen oder Unruhe, erhöht wird.

Es ist bisher nicht bekannt, ob Methadon mit einer Cannabis-Therapie kombiniert werden kann. Da die Angriffspunkte allerdings unterschiedlich sind, gibt es keinen Anhaltspunkt dafür, dass sich beide Therapieverfahren ausschließen könnten, sodass eine Kombination vermutlich möglich ist.

Komplementäre Maßnahmen am Beispiel Brustkrebs

Ergänzende biologische (das heißt komplementäre) Therapiemaßnahmen bei Brustkrebs und Krebserkrankungen sind, neben psychologischer Unterstützung, vielseitiger Ernährung, Bewegung, Nahrungsergänzung mit Vitaminen und Spurenelementen, abwehrstärkende Maßnahmen mit Mistel und/oder Thymus, die Gabe von Enzymen sowie Maßnahmen zur Säure-Basen-Regulation, Darmregulation und Ausleitung.

Eine sorgfältige Abstimmung auf die Bedürfnisse des Einzelnen ist auch bei der Anwendung komplementärer Therapiemaßnahmen unbedingt notwendig, da nicht alles, was Heilung verspricht, im Gießkannenprinzip über den Patienten gegossen werden kann. Wichtig ist auch, dass eine komplementäre Krebstherapie idealerweise vier Wochen vor der klinischen Behandlung beginnen sollte, um für den Patienten eine optimale Ausgangsbasis zu schaffen.

Insbesondere da sich das medizinische Wissen ständig ändert, ist es fast unmöglich, pauschale Ratschläge für eine Brustkrebserkrankung zu geben. Außerdem ist es selbstverständlich, dass jede Frau anders ist und dass vermeintlich gleiche Therapien bei der einen Frau wirken und bei der anderen Frau wirkungslos bleiben können.

Alles, was sich zur Vorbeugung bewährt hat, spielt auch eine Rolle bei der Verhinderung von Rückfällen. Das gilt für sportliche Betätigung, Vermeidung von Übergewicht, die Ernährung, Ergänzung mit Vitaminen und Spurenelementen sowie für die anderen oben genannten

Vorsorgemaßnahmen. So belegen zahlreiche Studien die Bedeutung einer ausreichenden Vitamin-D-Konzentration im Blut bei der Verminderung des Brustkrebsrisikos und bei der Vermeidung von lokalen Rückfällen und Metastasen (Goodwin et al. 2009).

Hormonelle Faktoren spielen ebenfalls eine wichtige Rolle. So schützen zum Beispiel ein spätes Eintreten der ersten Regelblutung und ein früher Eintritt in die Wechseljahre vor Brustkrebs, da der weibliche Organismus dann nur wenige Jahre einem Hormoneinfluss ausgesetzt ist. In großen Untersuchungen konnte gezeigt, dass vor allem die früher jahrzehntelang übliche Gabe von weiblichen Hormonen gegen Wechseljahresbeschwerden das Brustkrebsrisiko um bis zu 45 Prozent erhöhen kann (Siegmund-Schultze et al. 2008). Vermutet wird auch, dass Umweltschadstoffe einen Einfluss haben können, da diese bereits in kleinen Mengen häufig hormonell wirksam sind.

Operation und Vorbereitung auf die Operation

Auch wenn Brustkrebs kein Notfall ist, ist es notwendig, sich baldmöglichst den Brusttumor entfernen zu lassen. Denn wie bei fast allen organbezogenen Krebserkrankungen ist auch bei Brustkrebs eine Operation die sicherste Heilmethode. Wenn Unsicherheit besteht, ob eine vorherige Punktion wirklich sinnvoll ist, ist es ratsam, sich eventuell einen aufgeschlossenen Arzt zu suchen, der bereit ist, den Tumor im Ganzen zu entfernen. Wichtig ist auch, im Vorfeld nachzufragen, wie viele Lymphknoten in der Achselhöhle entfernt werden. Denn meistens kann auf eine radikale Entfernung der Lymphknoten verzichtet werden. Es wird dann nur der so genannte Wächterlymphknoten entnommen, der erste Lymphknoten im Lymphabflussgebiet der Brust. Weitere Lymphknoten werden erst dann entfernt, wenn der Wächterlymphknoten befallen ist. Dieses schonende Verfahren ist die sogenannte »Sentinel-Lymphonodektomie«.

Die Wachstumsrate von Tumoren konnte um 50 Prozent reduziert werden, wenn Frauen vor der Operation über vier Wochen 4 Milligramm Jod pro Tag erhalten hatten (Vega-Riveroll et al. 2007).

Eine totale Brustamputation wird durchgeführt, wenn der Tumor in der Brust zu groß ist (ab ca. 3 bis 4 cm), wenn er schwer zugänglich liegt, wenn er an mehreren Stellen (multizentrisch) oder ausfasernd (infiltrierend) wächst oder, wenn er stark entzündlich ist. In diesen Fällen oder, wenn der Tumor größer als 2 cm ist, wird vor allem bei jüngeren Frauen häufig eine Chemotherapie vor der Operation (die sogenannte neoadjuvante Therapie) durchgeführt. Durch diese präoperative Chemotherapie soll der Tumor so verkleinert werden, dass eine brusterhaltende Operation durchgeführt werden kann. Hier ist es wichtig, gemeinsam mit den Ärzten zu überlegen, ob bei sehr gutem Ansprechen die neoadjuvante Therapie wirklich bis zum Ende durchgeführt werden muss oder, ob die Operation bei (fast) vollständigem Verschwinden nicht vorgezogen werden kann.

Es ist wichtig, dass vor allem nach der Operation genügend Zeit bleibt, um sich gemeinsam mit den behandelnden Ärzten die nachfolgenden Schritte und Therapien zu überlegen und eine stimmige Entscheidung zu treffen.

Wann ist eine Chemotherapie nach der Operation notwendig?

Denn auch, wenn eine Operation notwendig ist; eine nachfolgende Chemotherapie ist dies nicht immer. Es ist wichtig, sich darüber im Klaren zu sein: Es bleibt genügend Zeit, um die Therapie nach einer Operation in Ruhe und individuell abzuwägen. So hat eine dänische Studie (Cold et al. 2005) gezeigt, dass ein früher Beginn der Chemotherapie innerhalb der ersten drei Wochen nach der Operation keinen Überlebensvorteil für die Patientinnen gegenüber einem späteren Beginn bedeutet. Auch eine andere Studie zeigte, dass erst nach 61 oder mehr Tagen die Sterberate vor allem bei triple-negativen oder HER2-positiven Tumoren anstieg (De Melo Gagliato et al. 2014). Sollten also medizinische Komplikationen aufgetreten sein oder wird noch etwas Zeit für die Erholung nach dem Eingriff benötigt, ist es wichtig, ohne Angst und Zeitdruck die nächsten Schritte anzugehen.

Nach der Operation wird das entnommene Tumorgewebe feingeweblich untersucht, um den Grad der Bösartigkeit, den Hormonrezeptorstatus und andere Eigenschaften der Tumorzellen festzustellen.

Die weitere Therapie richtet sich nach der Abschätzung des Wiedererkrankungsrisikos durch klassische Prognoseparameter wie Lymphknotenbefall, Tumorgröße, Differenzierungsgrad der Tumorzellen (Grading), Gefäßeinbruch der Lymphe und Blutgefäße, Alter, Hormonrezeptor- und HER2-Status.

Insbesondere bei kleinen und mittelgroßen hormonrezeptorpositiven Tumoren ohne Lymphknotenbefall kann die Bestimmung von weiteren Markern, wie z.B. Ki-67 und uPA/PAI-1 (www.femtelle.de), von Nutzen sein.

Sind 10 Prozent oder weniger eines Tumors Ki-67 positiv, liegt ein niedriges Risiko vor; reagieren mehr als 25 Prozent der Zellen positiv, besteht ein hohes, zwischen diesen Werten ein mittleres Rückfallrisiko (AGO-Leitlinien). Frauen mit niedrigen uPA/PAI-1-Werten benötigen keine adjuvante Chemotherapie (Harbeck et al. 2009). Wenn beispielsweise bei negativem Lymphknotenbefall, negativem HER2-Rezeptor und G2-Tumor ein niedriger uPA/PAI-1 (uPA<3 ng/mg und PAI-1<14 ng/mg) festgestellt wurde, dann lebten auch ohne Chemotherapie nach zehn Jahren noch fast 90 Prozent der Patientinnen (Harbeck et al. 2013).

Wichtig zu wissen: Da für die Bestimmung von uPA/PAI-1 frisches und nicht in Formalin fixiertes Tumorgewebe benötigt wird, muss diese spezielle Aufbereitung bereits im Vorfeld der Operation mit dem Operateur besprochen werden, damit das Gewebe direkt nach der Operation auf Eis gelagert und dann schockgefroren werden kann (auf flüssigem Stickstoff oder auf Trockeneis). Vorteilhaft vor der Operation ist die Abklärung der Möglichkeit einer Tumorimpfung für die Nachbehandlung, da auch hier das während der Operation entnommene Gewebe nicht in Formalin fixiert werden darf.

Immer häufiger werden sogenannte Genexpressionstests – wie z.B. MammaPrint, Oncotype DX oder Endopredict – eingesetzt, um abzuschätzen, ob eine Chemotherapie bei kleinen und mittelgroßen hormonrezeptorpositiven Tumoren ohne Lymphknotenbefall notwendig ist. Leider sind diese Tests noch keine Regelleistungen der Kassen und relativ teuer. Es lohnt sich aber, bei den Krankenkassen nachzufragen, ob eine Kostenbeteiligung möglich ist. Laut der PlanB-Studie aus Deutschland sind die Genexpressionstests (hier der Oncotype-DX-Test) auch bei hormonrezeptorpositiven Tumoren mit bis zu drei befallenen Lymphknoten oder G3-Tumoren zu empfehlen.

Bei triple negativen Tumoren (d.h. keine Rezeptoren von Östrogen, Progesteron, Herceptin), HER-2-positiven Tumoren und Tumoren mit Lymphknotenbefall ist eine Chemotherapie fast immer zu empfehlen. Frauen mit hormonrezeptor-positiven Tumoren profitieren nur wenig von einer Chemotherapie, sondern eher von einer antihormonellen

Therapie (Berry et al. 2006). Je mehr positive Hormonrezeptoren, desto besser wirken Antihormone.

Sport und Bewegung

Nicht zuletzt sollte man bei der Diskussion um eine vorbeugende (adjuvante) Chemotherapie einen wichtigen Punkt nicht außer Acht lassen: In einer großen Studie senkte moderater Ausdauersport, das heißt wöchentlich drei bis fünf Stunden Laufen oder gleichwertige Übungen, das Risiko, an Brustkrebs zu sterben, um bis zu 50 Prozent (Holmes et al. 2005). Es gibt derzeitig in der Medizin kaum eine Therapie, die eine solche Wirkung annähernd erreicht. Damit ist körperliche Aktivität wirksamer als jegliche schulmedizinische Therapie und wichtig wie ein Krebsmedikament! Mögliche Mechanismen, die hinter der Wirkung von Sport stehen, sind eine Aktivierung der natürlichen Killerzellen, eine Absenkung des Nüchtern-Blutzucker-Spiegels im Blut und damit ein Absenken von IGF (einem Wachstumsfaktor im Blut) sowie die Reduzierung von Körperfett, womit geringere Konzentrationen von Östrogenvorstufen (die in der Postmenopause vor allem aus dem Fettgewebe gebildet werden) freigesetzt werden.

Basiskonzept Brustkrebs während der Chemotherapie

Es ist wichtig, dass die Patientinnen komplementäre Maßnahmen sechs bis acht Wochen nach der Chemotherapie hochdosiert weiterführen.

Zur Rückfallverhütung wird die komplementäre Therapie meistens mehrere Jahre lang weitergeführt, auch wenn keine Krankheitszeichen vorliegen. Um Wechselwirkungen zu vermeiden, ist es ratsam, ergänzende Behandlungsmethoden mit dem behandelnden Arzt abzusprechen.

- Stärkung des Stoffwechsels, Leberentlastung: zum Beispiel Rechtsregulat Dr. Niedermaier, Kanne Brottrunk (0,2 L/Tg – Bezug Drogeriemarkt), RMS Biofrid Tropfen, Kanne Pauer Essenz, LivQ-Essenz, Hildegards BasenKraft, Via biosa, milchsauer vergorene Produkte (zum Beispiel Sauerkrautsaft, Gemüsesaft der Firmen Eden oder Völkel).
- Säure-Basen-Ausgleich: Basische Ernährung + Dr. Jacobs Basenpulver oder Alkala S.
- Mikronährstoff-Ausgleich: Die wichtigsten in der komplementären Krebstherapie eingesetzten Vitamine und Spurenelemente sind

Vitamin A, Beta-Carotin, Vitamin C, Vitamin E, Selen und Zink. Besonders während Strahlen -oder Chemotherapie ist der Bedarf an Vitalstoffen durch vermehrte Freisetzung freier Radikale erhöht und wird durch Therapienebenwirkungen (Übelkeit, Erbrechen, Schleimhautentzündung, Durchfall, Schwitzen) noch zusätzlich verstärkt. Während der Chemotherapie ist vor allem die an den Blutspiegel angepasste hochdosierte Gabe von Vitamin D und Selen wichtig.

- Proteolytische Enzyme (wichtig: eine halbe Stunde vor oder zwei Stunden nach dem Essen, vor Operationen absetzen), zum Beispiel Karazym, Wobe-Mucos NEM, Wobenzym plus, Regazym, Bromelain POS, Repairzym, Equinovo.
- Immun-Stimulation mit Mistel (erfordert Arzt oder Heilpraktiker und ist eher teuer). Oft wird es erst nach Abschluss der Chemotherapie empfohlen.
- Entzündungsreize abmildern mit Omega-3-Fettsäuren (Leinsamen, Fischöl, Rapsöl, Hanföl) und Curcuma ohne Pfeffer (Piperin); hochdosierte Weihrauch-Präparate bei Hirntumoren oder Hirnmetastasen.
- Spezielle Nahrungsergänzung: L-Acetyl-Carnitin oder Carnitin (bei Energiemangel, zum Gewicht stabilisieren, bei Polyneuropathie)

Nicht während der Chemotherapie

- Folsäure
- Vitamin B12
- Vitamin-C-Infusionen
- Grapefruitsaft
- Johanniskraut
- Ginkgo
- Ginseng
- Echinacin
- Pfefferminzöl
- Baldrian (v.a. bei Cyclophosphamid)
- Traubensilberkerze
- Pfefferhaltige Produkte
- Enzyme nicht mit Bevacizumab (Avastin)!, da unter Bevacizumab erhöhtes Risiko für Blutungen besteht

- Gerbstoffe von grünem und schwarzem Tee in Kombination mit oral eingenommenen Medikamenten (z.B. Tablettenchemo) können zu schwer löslichen Komplexen im Magen-Darm-Trakt führen. Hier wird ein Abstand von drei Stunden empfohlen, um mögliche Wechselwirkungen so gering wie möglich zu halten.

Nach Abschluss einer Strahlen -oder Chemotherapie
Es ist wichtig, die Darmflora wiederaufzubauen und Schadstoffe aus dem Körper auszuleiten. Insbesondere Chemo- bzw. Strahlentherapien bedingen ein Ungleichgewicht der Darmflora. Daher sollte nach Abschluss dieser Therapien eine mikrobiologische Therapie eventuell auch unter Bestimmung des individuellen Stuhlbefundes erfolgen. Die Regeneration einer geschädigten Darmflora und des darmassoziierten Immunsystems wird durch folgende Maßnahmen erreicht: Ernährungsumstellung, milchsäurehaltige Lebensmittel oder gezielte Symbioselenkung durch Stoffwechselprodukte von Bakterien (siehe unten).

- Aktivierung der Ausscheidungsorgane, zum Beispiel mit Präparaten der Firmen CERES oder Heel, Derivatio H, Dr. Fernando Vitalöl
- Darmregulation: zum Beispiel Omnibiotic 6, Innovall RDS, Symbiointest, SymbioLact, Symbioflor, Colibiogen, Aloe, Colostrum
- Heiltees: zum Beispiel Lapacho-, Roibusch-, Eberrauten-, Cistus-, Zitronengras-, Flor Essence bzw. Essiac-, Grüner Tee (wichtig: Teesorten öfter mal abwechseln und nicht zu viel von einer Teesorte trinken)

Spezielle Einsatzgebiete von Vitaminen und anderen Mikronährstoffen

- Zink bei Mundschleimhautentzündungen und Wundheilungsstörungen
- Selen bei Lymphödemen
- Vitamin D zur Knochenstärkung
- L-Carnitin, Selen und Coenzym Q 10 schützen den Herzmuskel
- Vitamin C als Infusion bzw. L-Carnitin oral oder als Infusion beides bei Schwäche
- Omega-3-Fettsäuren und Aminosäuren bei Gewichtsverlust
- L-Carnitin, alpha-Liponsäure, Vitamin-B-Komplex (vor allem B1 und B6) bei Nervenschädigungen

Begleitung der Antihormontherapie
Bei gleichzeitiger Einnahme von Antihormonen und erhöhten Leberenzymwerten kann die Gabe von Präparaten aus der Mariendistel, die die Entgiftungsfunktion der Leber stärken, empfehlenswert sein.

Noch in der Diskussion ist Indol-3-Carbinol aus Kohlgewächsen als Ersatz oder zusätzliche Gabe zur antihormonellen Therapie: Indol-3-Carbinol schwächt Östrogensignale ab, indem es bewirkt, dass aus dem tumorfördernden 4-Hydroxyestradiol vorwiegend das »gute« 2-Hydroxyestradiol gebildet wird (Bradlow et al. 1995).

Bei Tamoxifengabe sollten folgende Untersuchungen durchgeführt werden: vor der Therapie eine Augenhintergrunduntersuchung, während der Therapie vierteljährlich Leberenzymwert-Kontrollen sowie halbjährlich ein Ultraschall zur Bewertung der Gebärmutterschleimhaut.

Bei Aromatasehemmergabe sollten folgende Untersuchungen durchgeführt werden: halbjährlich eine Knochendichtemessung mit dem DXA-Verfahren sowie die Bestimmung von Kalzium, Vitamin D3 und Alkalischer Phosphatase (AP) im Blut.

Ein Leberenzym entscheidet mit, ob Tamoxifen wirksam ist. Wichtig bei der Behandlung mit Tamoxifen ist das Enzym Cytochrom P450 2D6 (CYP2D6), das bei der Verstoffwechselung von vielen Medikamenten beteiligt ist. Untersuchungen konnten zeigen, dass die Bildung des aktiven Stoffwechselproduktes Endoxifen durch CYP2D6 aus Tamoxifen gebildet wird und die im Blut messbaren Endoxifenspiegel tatsächlich mit dem individuellen CYP2D6-Status der mit Tamoxifen behandelten Frauen übereinstimmen.

Der sogenannte Tamoxifenverstoffwechselungstest kann darüber Auskunft geben, wie die individuelle CYP2D6-Ausstattung und damit der Verstoffwechselungsstatus von Tamoxifen einer Patientin ist. Die unterschiedlichen Stoffwechseltypen bilden sich auch in der Rückfallhäufigkeit ab: In einer Studie des Instituts für klinische Pharmakologie in Stuttgart lag sie bei »schlechten Verstoffwechslern« nach neun Jahren bei 29 Prozent, im Vergleich zu 14,9 Prozent bei »sehr guten Verstoffwechslern« (Saladores et al. 2015). Insofern geben genetische Tests des CYP2D6 darüber Auskunft, wie die individuelle CYP2D6-Ausstattung und damit die Verstoffwechselung von Tamoxifen ist. Die Therapie kann dann angepasst werden: Frauen ohne funktionierendes CYP2D6, das sind fast 10 Prozent, können zum Beispiel einen Aromatasehemmer als Alternative erhalten oder in ihrer Meinung bestärkt werden, gar keine antihormonelle Therapie durchzuführen.

Hormonrezeptoren sollten bei einem Lokalrezidiv oder einer Metastase (wenn möglich) erneut bestimmt werden, da diese sich im Laufe der Erkrankung ändern können. Man schätzt, dass dies bei 40 Prozent der Betroffenen der Fall ist.

Offener Brief an Rick Simpson

Lieber Rick Simpson,

Sie sind vermutlich die bekannteste Persönlichkeit, wenn es um die medizinische Verwendung von Cannabis bei Krebserkrankungen geht. Viele verzweifelte Menschen, die an Krebs und anderen schweren Erkrankungen leiden, vertrauen Ihnen und setzen große Hoffnungen in Ihre Ratschläge.

Ihnen ist die damit verbundene Verantwortung bewusst, wenn Sie in Ihrem Buch schreiben: »Ich finde, dass jeder, mich eingeschlossen, der in eine Position öffentlichen Vertrauens gesetzt wird, damit einverstanden sein sollte, dass seine Arbeit, da sie das Interesse der Bevölkerung vertritt, sehr genau beobachtet wird« (Seite 170 der deutschen Ausgabe). Dieser Verantwortung werden Sie nach meiner Auffassung aber nicht in dem notwendigen Maße gerecht, und ich hoffe, dass Sie das in der Zukunft besser machen können.

Ich teile Ihre Sichtweise, wenn Sie sagen: »Wie ich es schon mehrmals erklärt habe, gilt unsere Beobachtung und unsere heilige Pflicht, dafür zu sorgen, dass die Menschheit überlebt und gedeiht. Ärzte werden ihrem Hippokratischen Eid wirklich folgen und Regierungen setzen sich für das Wohl der Menschheit ein. Das ist der einzige Weg, der Sinn macht, und wenn wir das ignorieren, wird die menschliche Spezies nur untergehen« (Seite 169). Auf Seite 217 heißt es: »Meine Mission ist es jetzt, jedem die Wahrheit zur Verfügung zu stellen, denn zusammen können wir etwas ändern«.

Ich stelle aber fest, dass Sie viele wichtige Fakten nicht zur Kenntnis nehmen – zum Schaden der Menschen. Sie gestehen ein, dass Sie »in Wahrheit ja kein Arzt« sind und »auch nicht die notwendige Qualifikation dazu« haben (Seite 104), nehmen sich jedoch die Freiheit zu übertriebenen Heilsversprechen, die keiner sachlichen Überprüfung standhalten können, heraus. Ich will meine notwendigerweise leider sehr harte Kritik an sechs Beispielen verdeutlichen.

1. Unwissen

Sie schreiben: »Decarboxylierung tritt auf, wenn die Moleküle innerhalb des Öls durch den Einfluss von Wärme in die Delta-9-Position rotiert wurden, damit sie arzneilich aktiver werden« (Seite 62).

Richtig ist jedoch: Bereits vor der Decarboxylierung handelt es sich um Delta-9-THC. Es findet durch die Decarboxylierung keine Veränderung der Delta-9-Position der entsprechenden Doppelbindung im Molekül statt. Decarboxylierung bedeutet eine Abspaltung von Kohlendioxid, sodass aus der in der Pflanze überwiegend vorkommenden Delta-9-THC-Carbonsäure das phenolische Delta-9-THC entsteht, das für die meisten therapeutischen Wirkungen des Delta-9-THC verantwortlich ist. Auf Ihrer Webseite konnte ich lesen, dass Sie zum Verzehr von pflanzlichen Lebensmitteln ermuntern, weil die darin enthaltenen Proteine ebenfalls krebshemmende Eigenschaften hätten. Es sind aber nicht die Proteine, sondern sekundäre Pflanzenstoffe, wie die Flavonoide, die solche Eigenschaften besitzen können.

2. Irrglaube

Sie schreiben: »Ich glaube, es ist für den Patienten sehr förderlich, wenn er das Öl so nah am Tumor oder der zu behandelnden Region platziert, wie nur irgend möglich. Wenn man also Probleme im Bauchbereich hat, helfen daher Zäpfchen wahrscheinlich am besten, doch wenn Sie so etwas wie Speiseröhrenkrebs haben, würde ich es über den Mund einnehmen« (Seite 80).

Richtig ist: Auch bei Krebserkrankungen im Bauchraum erreichen die Cannabinoide den Krebs über den Blutkreislauf. Einige grundlegende medizinische Dinge sollte man wissen, um sich nicht auf den Glauben verlassen zu müssen, denn es könnte sich um einen Irrglauben handeln.

3. Verwechslung von Menge und Konzentration

Sie schreiben: »Allein der Menge nach ist es schon ausgeschlossen, dass die Hanftinktur in der Wirksamkeit dem puren Öl gleichkommt. Ein Patient könnte natürlich seine Dosis mit Alkohol gemischt einnehmen, aber wozu wäre das gut?« (Seite 82).

Richtig ist, dass ein verdünntes Cannabisöl mit einem THC-Gehalt von 5 Prozent bei der innerlichen Anwendung genauso starke pharmakologische Wirkungen entfaltet wie ein Cannabisextrakt oder Cannabisöl mit einem THC-Gehalt von 50 Prozent. Denn es kommt bei der Wirkung nicht auf die Konzentration an. Entscheidend ist die absolute Menge. Ein Milliliter eines 50-prozentigen Cannabisextrakts enthält so viel THC wie 10 ml eines 5-prozentigen Cannabisextrakts, nämlich exakt 500 mg THC. Nur bei der äußerlichen Anwendung spielt die Konzentration eine Rolle.

4. Unzureichende Datenbasis

Sie schreiben: »Durchschnittlich ist einer von 10 dazu bereit, der Menschheit offen mitzuteilen, was sie geheilt hat. Doch die Mehrheit der Patienten tendiert dazu, darüber mehr oder weniger zu schweigen … Wenn sich aber die meisten nicht äußern, wird meine Aufgabe sehr viel schwerer und viele werden weiterhin sterben wegen denjenigen, die sich weigern, über das, was sie wissen, offen zu diskutieren« (Seite 90). »Seit 2003 habe ich ungefähr 5000 Menschen, die an allen möglichen Krankheiten litten, das Öl besorgt. Viele dieser Patienten hatten medizinische Probleme, die Aufmerksamkeit erforderten, doch wurden sie schnell unter Kontrolle gebracht oder geheilt mit der Einnahme des Öls« (Seite 98).

Sie schreiben selbst, dass Sie nur von etwa jedem Zehnten der von Ihnen behandelten Patienten eine Rückmeldung bekommen haben, wie es ihnen mit der Therapie ergangen ist, und Sie beklagen, dass sich die meisten nicht melden. Trotzdem behaupten Sie unverdrossen, dass alle Patienten mit Krebserkrankungen, auch die, von denen Sie keine Rückmeldung bekommen haben, durch die Verwendung von Cannabisöl geheilt wurden. Völlig absurd wird Ihr Umgang mit Ihren begrenzten Daten, wenn man sich der Tatsache bewusst ist, dass es, je nach Klassifizierung, zwischen 100 und 1000 Krebsarten gibt.

5. Fixierung auf THC

Sie schreiben: »Zur Behandlung schwerwiegender Krankheiten empfehle ich stets hochwertige Extrakte für die Anwendung. Ein hochwertiges Öl sollte zu 80 bis 90 Prozent aus THC bestehen, um einen sehr beruhigenden und doch euphorisierenden Effekt zu erzielen, wenn es eingenommen wird. Je höher die Qualität des Öls, desto ausgeprägter wird die Heilwirkung sein« (Seite 40).

Richtig ist jedoch: Neben THC weisen auch andere Cannabinoide krebshemmende Eigenschaften auf, darunter vor allem CBD (Cannabidiol). Es gibt Hinweise, dass bei einigen Tumorerkrankungen CBD sogar von größerer Bedeutung sein könnte als THC. Zudem gibt es deutliche Hinweise, dass zumindest bei einigen Krebserkrankungen eine Kombination aus THC und CBD eine stärkere Wirkung entfalten könnte als THC allein. Dies ist unter anderem auch von erheblicher Bedeutung, wenn THC nicht ausreichend gut vertragen wird und hohe Dosen nicht erzielt werden können, sodass zumindest ein Versuch mit hohen CBD-Dosen unternommen werden kann. Sie haben Ihre Theorie vor 15 Jahren entwickelt, als CBD noch nicht im Fokus stand. Unsere Kenntnisse zur Wirksamkeit von Cannabis und Cannabinoiden bei Krebs sind jedoch vorläufiger Natur, und wir müssen immer wieder neue Daten berücksichtigen, um unsere Patienten auf der Höhe der Zeit beraten und behandeln zu können.

6. Warnung vor wirksamen Therapien

Sie schreiben: »Unglücklicherweise sind sehr viele Leute, die zu mir kommen, schwer geschädigt durch die Chemo- und Strahlentherapie etc. Die Zerstörungen, die solche Behandlungen anrichten, sind dauerhaft, und die Leute, die diese sogenannten Behandlungen erleiden mussten, sind am schwersten zu heilen. Aber verzweifeln Sie nicht, denn selbst bei so schweren Schäden hat das Öl immer noch eine Erfolgsrate von 70 bis 80 Prozent« (Seite 77).

Nun komme ich zu einem sehr ernsten Punkt. Sie raten allen Krebspatienten von einer Standardtherapie ab, weil Chemotherapie und Strahlentherapie Schaden anrichten. Stattdessen könnten alle Patienten durch Ihr Cannabisöl geheilt werden. Wir kennen die Heilungsrate durch Ihr Cannabisöl nicht, und Sie können sie ebenfalls nicht kennen, weil Sie zu wenige Rückmeldungen Ihrer Klienten haben. Wir kennen aber die Heilungsraten von Standardtherapien. Von 500 000 Menschen in Deutschland, die jährlich an Krebs erkranken, werden gegenwärtig 220 000 geheilt. Das sind 44 Prozent. Im Jahr 1980 starben noch zwei Drittel aller Krebspatienten in Deutschland an dieser Diagnose.

Wenn nun die Heilungschancen mit Standardtherapien kontinuierlich zunehmen und die Heilungschancen für eine Therapie mit Cannabis unbekannt sind, wie viele Patienten sind unnötig gestorben, weil sie Ihrem Rat gefolgt sind?

Und wie viele Patienten, die hätten geheilt werden können, wenn sie eine Standardtherapie mit einer Cannabistherapie kombiniert hätten, hätten überleben können, wenn sie nicht allein auf Cannabis gesetzt hätten?

Dass Sie viele Dinge falsch darstellen, weil Sie die chemischen, physiologischen und medizinischen Dinge nicht verstehen, mache ich Ihnen nicht zum Vorwurf. Man muss diese Dinge auch nicht alle verstehen. Dieses letzte Thema, in dem es um Leben und Tod geht, ist aber so schwerwiegend, dass Ihnen der Vorwurf gemacht werden muss, dass Sie Ihrer Verantwortung und damit Ihrem eigenen Anspruch bisher nicht gerecht werden.

Es geht um das Wohl der Menschen, die sich an uns wenden. Diese haben ein Anrecht auf die bestmöglichen und aktuellsten Informationen und die bestmöglichen Ratschläge. Es reicht bei medizinischen Behandlungen, insbesondere von schweren Erkrankungen, nicht aus, nur das Gute und Richtige tun zu wollen und vehement eine Überzeugung vorzutragen.

Ich bin davon überzeugt, dass sich Ihr Ansehen bei Ihren Unterstützern vergrößern würde, wenn Sie die Größe besäßen, Ihre Ratschläge zu überprüfen und zu aktualisieren. Ich bin davon überzeugt, dass Cannabis und Cannabinoide einen Wert in der Krebstherapie besitzen. Lassen Sie uns sorgfältig und gewissenhaft mit diesem Potenzial umgehen!

Mit freundlichen Grüßen
Franjo Grotenhermen

Literatur

Aviello G, Romano B, Borrelli F, Capasso R, Gallo L, Piscitelli F, Di Marzo V, Izzo AA. Chemopreventive effect of the non-psychotropic phytocannabinoid cannabidiol on experimental colon cancer. J Mol Med (Berl). 2012;90(8):925-34.

Babor TF, Mendelson JH, Kuehnle J. Marihuana and human physical activity. Psychopharmacology (Berl). 1976;50(1):11-9.

Barbado MV, Medrano M, Caballero-Velázquez T, Álvarez-Laderas I, Sánchez-Abarca LI, García-Guerrero E, Martín-Sánchez J, Rosado IV, Piruat JI, Gonzalez-Naranjo P, Campillo NE, Páez JA, Pérez-Simón JA. Cannabinoid derivatives exert a potent anti-myeloma activity both in vitro and in vivo. Int J Cancer. 2017 Feb 1;140(3):674-685.

Barbado MV, Medrano M, Caballero-Velázquez T, Álvarez-Laderas I, Sánchez-Abarca LI, García-Guerrero E, Martín-Sánchez J, Rosado IV, Piruat JI, Gonzalez-Naranjo P, Campillo NE, Páez JA, Pérez-Simón JA. Cannabinoid derivatives exert a potent anti-myeloma activity both in vitro and in vivo. Int J Cancer. 2017;140(3):674-685.

Béliveau R, Gingras D. Role of nutrition in preventing cancer. Can Fam Physician. 2007;53(11):1905-11 (verfügbar online unter: www.cfp.ca/content/53/11/1905.long).

Berry DA, Cirrincione C, Henderson IC, Citron ML, Budman DR, Goldstein LJ, Martino S, Perez EA, Muss HB, Norton L, Hudis C, Winer EP. Estrogen-receptor status and outcomes of modern chemotherapy for patients with node-positive breast cancer. JAMA. 2006;295(14):1658-67.

Blázquez C, Casanova ML, Planas A, Gómez Del Pulgar T, Villanueva C, Fernández-Aceñero MJ, Aragonés J, Huffman JW, Jorcano JL, Guzmán M. Inhibition of tumor angiogenesis by cannabinoids. FASEB J. 2003;17(3):529-31.

Borrelli F, Pagano E, Romano B, Panzera S, Maiello F, Coppola D, De Petrocellis L, Buono L, Orlando P, Izzo AA. Colon carcinogenesis is inhibited by the TRPM8 antagonist cannabigerol, a Cannabis-derived non-psychotropic cannabinoid. Carcinogenesis. 2014;35(12):2787-97.

Bradlow HL, Sepkovic DW, Telang NT, Osborne MP. Indole-3-carbinol. A novel approach to breast cancer prevention. Ann N Y Acad Sci. 1995;768:180-200.

Brandhorst S, Harputlugil E, Mitchell JR, Longo VD. Protective effects of short-term dietary restriction in surgical stress and chemotherapy. Ageing Res Rev. 2017 Feb 20. [im Druck].

Brisbois TD, de Kock IH, Watanabe SM, Mirhosseini M, Lamoureux DC, Chasen M, MacDonald N, Baracos VE, Wismer WV. Delta-9-tetrahydrocannabinol may palliate altered chemosensory perception in cancer patients: results of a randomized, double-blind, placebo-controlled pilot trial. Ann Oncol. 2011;22(9):2086-93.

Brown I, Wahle KW, Cascio MG, Smoum-Jaouni R, Mechoulam R, Pertwee RG, Heys SD. Omega-3 N-acylethanolamines are endogenously synthesised from omega-3 fatty acids in different human prostate and breast cancer cell lines. Prostaglandins Leukot Essent Fatty Acids. 2011;85(6):305-10.

Caffarel MM, Andradas C, Mira E, Pérez-Gómez E, Cerutti C, Moreno-Bueno G, Flores JM, García-Real I, Palacios J, Mañes S, Guzmán M, Sánchez C. Cannabinoids reduce ErbB2-driven breast cancer progression through Akt inhibition. Mol Cancer. 2010;9:196.

Carapuça EF, Gemenetzidis E, Feig C, Bapiro TE, Williams MD, Wilson AS, Delvecchio FR, Arumugam P, Grose RP, Lemoine NR, Richards FM, Kocher HM. Anti-stromal treatment together with chemotherapy targets multiple signalling pathways in pancreatic adenocarcinoma. J Pathol. 2016;239(3):286-96.

Carracedo A, Gironella M, Lorente M, Garcia S, Guzmán M, Velasco G, Iovanna JL. Cannabinoids induce apoptosis of pancreatic tumor cells via endoplasmic reticulum stress-related genes. Cancer Res. 2006;66(13):6748-55.

Castonguay AL, Wrosch C, Sabiston CM. The roles of negative affect and goal adjustment capacities in breast cancer survivors: Associations with physical activity and diurnal cortisol secretion. Health Psychol. 2017;36(4):320-331.

Chan PC, Sills RC, Braun AG, Haseman JK, Bucher JR. Toxicity and carcinogenicity of delta 9-tetrahydrocannabinol in Fischer rats and B6C3F1 mice. Fundam Appl Toxicol. 1996;30(1):109-17.

Ciaglia E, Torelli G, Pisanti S, Picardi P, D'Alessandro A, Laezza C, Malfitano AM, Fiore D, Pagano Zottola AC, Proto MC, Catapano G, Gazzerro P, Bifulco M. Cannabinoid receptor CB1 regulates STAT3 activity and its expression dictates the responsiveness to SR141716 treatment in human glioma patients' cells. Oncotarget. 2015;6(17):15464-81.

Cold S, Düring M, Ewertz M, Knoop A, Møller S. Does timing of adjuvant chemotherapy influence the prognosis after early breast cancer? Results of the Danish Breast Cancer Cooperative Group (DBCG). Br J Cancer. 2005;93(6):627-32.

Dando I, Donadelli M, Costanzo C, Dalla Pozza E, D'Alessandro A, Zolla L, Palmieri M. Cannabinoids inhibit energetic metabolism and induce AMPK-dependent autophagy in pancreatic cancer cells. Cell Death Dis. 2013;4:e664.

De Petrocellis L, Ligresti A, Schiano Moriello A, Iappelli M, Verde R, Stott CG, Cristino L, Orlando P, Di Marzo V. Non-THC cannabinoids inhibit prostate carcinoma growth in vitro and in vivo: pro-apoptotic effects and underlying mechanisms. Br J Pharmacol. 2013;168(1):79-102. Online verfügbar unter: https://www.ncbi.nlm.nih.gov/pmc/articles/PMC3570006/

Di Biase S, Lee C, Brandhorst S, Manes B, Buono R, Cheng CW, Cacciottolo M, Martin-Montalvo A, de Cabo R, Wei M, Morgan TE, Longo VD. Fasting-Mimicking Diet Reduces HO-1 to Promote T Cell-Mediated Tumor Cytotoxicity. Cancer Cell. 2016;30(1):136-46.

Donadelli M, Dando I, Zaniboni T, Costanzo C, Dalla Pozza E, Scupoli MT, Scarpa A, Zappavigna S, Marra M, Abbruzzese A, Bifulco M, Caraglia M, Palmieri M. Gemcitabine/cannabinoid combination triggers autophagy in pancreatic cancer cells through a ROS-mediated mechanism. Cell Death Dis. 2011;2:e152.

Duran M, Pérez E, Abanades S, Vidal X, Saura C, Majem M, Arriola E, Rabanal M, Pastor A, Farré M, Rams N, Laporte JR, Capellà D. Preliminary efficacy and safety of an oromucosal standardized cannabis extract in chemotherapy-induced nausea and vomiting. Br J Clin Pharmacol. 2010;70(5):656-63. Online verfügbar unter : https://www.ncbi.nlm.nih.gov/pmc/articles/PMC2997305/

Elbaz M, Ahirwar D, Xiaoli Z, Zhou X, Lustberg M, Nasser MW, Shilo K, Ganju RK. TRPV2 is a novel biomarker and therapeutic target in triple negative breast cancer. Oncotarget, 27. Mai 2016 [im Druck].

Erzinger MM, Bovet C, Hecht KM, Senger S, Winiker P, Sobotzki N, Cristea S, Beerenwinkel N, Shay JW, Marra G, Wollscheid B, Sturla SJ. Sulforaphane Preconditioning Sensitizes Human Colon Cancer Cells towards the Bioreductive Anticancer Prodrug PR-104A. PLoS One. 2016;11(3):e0150219.

Feingold D, Brill S, Goor-Aryeh I, Delayahu Y, Lev-Ran S. Depression and anxiety among chronic pain patients receiving prescription opioids and medical marijuana. J Affect Disord. 2017;218:1-7.

Fisher T, Golan H, Schiby G, PriChen S, Smoum R, Moshe I, Peshes-Yaloz N, Castiel A, Waldman D, Gallily R, Mechoulam R, Toren A. In vitro and in vivo efficacy of non-psychoactive cannabidiol in neuroblastoma. Curr Oncol. 2016;23(2):S15-22.

Folkman J. Tumor angiogenesis: therapeutic implications. N Engl J Med. 1971;285(21):1182-6.

Foroughi M, Hendson G, Sargent MA, Steinbok P. Spontaneous regression of septum pellucidum/forniceal pilocytic astrocytomas--possible role of Cannabis inhalation. Childs Nerv Syst. 2011;27(4):671-9.

Gagliato Dde M, Gonzalez-Angulo AM, Lei X, Theriault RL, Giordano SH, Valero V, Hortobagyi GN, Chavez-Macgregor M. Clinical impact of delaying initiation of adjuvant chemotherapy in patients with breast cancer. J Clin Oncol. 2014;32(8):735-44.

Galve-Roperh I, Sánchez C, Cortés ML, Gómez del Pulgar T, Izquierdo M, Guzmán M. Anti-tumoral action of cannabinoids: involvement of sustained ceramide accumulation and extracellular signal-regulated kinase activation. Nat Med. 2000;6(3):313-9.

Glodde N, Jakobs M, Bald T, Tüting T, Gaffal E. Differential role of cannabinoids in the pathogenesis of skin cancer. Life Sci. 2015;138:35-40.

Goodwin PJ, Ennis M, Pritchard KI, Koo J, Hood N. Prognostic effects of 25-hydroxyvitamin D levels in early breast cancer. J Clin Oncol. 2009;27(23):3757-63.

Greenhough A, Patsos HA, Williams AC, Paraskeva C. The cannabinoid delta(9)-tetrahydrocannabinol inhibits RAS-MAPK and PI3K-AKT survival signalling and induces BAD-mediated apoptosis in colorectal cancer cells. Int J Cancer. 2007;121(10):2172-80.

Grotenhermen F, Müller-Vahl K. Das therapeutische Potenzial von Cannabis und Cannabinoiden. Dtsch Arztebl 2012;109(29-30):495-501; verfügbar online unter: www.aerzteblatt.de/pdf.asp?id=127598

Grotenhermen F, Müller-Vahl K. Medicinal Uses of Marijuana and Cannabinoids. Crit Rev Plant Sci. 2016, 35(5-6):378-405; verfügbar online unter: www.tandfonline.com/doi/full/10.1080/07352689.2016.1265360

Guevara-Aguirre J, Balasubramanian P, Guevara-Aguirre M, Wei M, Madia F, Cheng CW, Hwang D, Martin-Montalvo A, Saavedra J, Ingles S, de Cabo R, Cohen P, Longo VD. Growth hormone receptor deficiency is associated with a major reduction in pro-aging signaling, cancer, and diabetes in humans. Sci Transl Med. 2011;3(70):70ra 13; verfügbar online unter: stm.sciencemag.org/content/3/70/70ra13.long

Gustafsson K, Wang X, Severa D, Eriksson M, Kimby E, Merup M, Christensson B, Flygare J, Sander B. Expression of cannabinoid receptors type 1 and type 2 in non-Hodgkin lymphoma: growth inhibition by receptor activation. Int J Cancer. 2008;123(5):1025-33.

Gustafsson SB, Palmqvist R, Henriksson ML, Dahlin AM, Edin S, Jacobsson SO, Öberg Å, Fowler CJ. High tumour cannabinoid CB1 receptor immunoreactivity negatively impacts disease-specific survival in stage II microsatellite stable colorectal cancer. PLoS One. 2011;6(8):e23003.

Guzmán M, Duarte MJ, Blázquez C, Ravina J, Rosa MC, Galve-Roperh I, Sánchez C, Velasco G, González-Feria L. A pilot clinical study of Delta9-tetrahydrocannabinol in patients with recurrent glioblastoma multiforme. Br J Cancer. 2006;95(2):197-203.

Harbeck N, Schmitt M, Meisner C, Friedel C, Untch M, Schmidt M, Lisboa B, Sweep C, Jänicke F, Thomssen C. Final 10-year analysis of prospective multicenter Chemo N0 trial for validation of ASCO-recommended biomarkers uPA/PAI-1 for therapy decision making in node-negative breast cancer. J Clin Oncol 2009;27:15S, 511.

Harbeck N, Schmitt M, Meisner C, Friedel C, Untch M, Schmidt M, Sweep CG, Lisboa BW, Lux MP, Beck T, Hasmüller S, Kiechle M, Jänicke F, Thomssen C; Chemo-N 0 Study Group. Ten-year analysis of the prospective multicentre Chemo-N0 trial validates American Society of Clinical Oncology (ASCO)-recommended biomarkers uPA and PAI-1 for therapy decision making in node-negative breast cancer patients. Eur J Cancer. 2013;49(8):1825-35.

Hashibe M, Morgenstern H, Cui Y, Tashkin DP, Zhang ZF, Cozen W, Mack TM, Greenland S. Marijuana use and the risk of lung and upper aerodigestive tract cancers: results of a population-based case-control study. Cancer Epidemiol Biomarkers Prev. 2006;15(10):1829-34.

Holland ML, Panetta JA, Hoskins JM, Bebawy M, Roufogalis BD, Allen JD, Arnold JC. The effects of cannabinoids on P-glycoprotein transport and expression in multidrug resistant cells. Biochem Pharmacol. 2006;71(8):1146-54.

Holmes MD, Chen WY, Feskanich D, Kroenke CH, Colditz GA. Physical activity and survival after breast cancer diagnosis. JAMA. 2005;293(20):2479-86.

Huang YH, Zhang ZF, Tashkin DP, Feng B, Straif K, Hashibe M. An epidemiologic review of marijuana and cancer: an update. . Cancer Epidemiol Biomarkers Prev. 2015;24(1):15-31.

Izzo AA, Aviello G, Petrosino S, Orlando P, Marsicano G, Lutz B, Borrelli F, Capasso R, Nigam S, Capasso F, Di Marzo V; Endocannabinoid Research Group. Increased endocannabinoid levels reduce the development of precancerous lesions in the mouse colon. J Mol Med (Berl). 2008;86(1):89-98.

Janku F, Johnson LK, Karp DD, Atkins JT, Singleton PA, Moss J. Treatment with methylnaltrexone is associated with increased survival in patients with advanced cancer. Ann Oncol. 2016;27(11):2032-2038.

Kampa-Schittenhelm KM, Salitzky O, Akmut F, Illing B, Kanz L, Salih HR, Schittenhelm MM. Dronabinol has preferential antileukemic activity in acute lymphoblastic and myeloid leukemia with lymphoid differentiation patterns. BMC Cancer. 2016;16:25.

Kogan NM, Blázquez C, Alvarez L, Gallily R, Schlesinger M, Guzmán M, Mechoulam R. A cannabinoid quinone inhibits angiogenesis by targeting vascular endothelial cells. Mol Pharmacol. 2006;70(1):51-9.

Kogan NM, Rabinowitz R, Levi P, Gibson D, Sandor P, Schlesinger M, Mechoulam R. Synthesis and antitumor activity of quinonoid derivatives of cannabinoids. J Med Chem. 2004;47(15):3800-6.

Kogan NM, Schlesinger M, Peters M, Marincheva G, Beeri R, Mechoulam R. A cannabinoid anticancer quinone, HU-331, is more potent and less cardiotoxic than doxorubicin: a comparative in vivo study. J Pharmacol Exp Ther. 2007;322(2):646-53.

Ladin DA, Soliman E, Griffin L, Van Dross R. Preclinical and Clinical Assessment of Cannabinoids as Anti-Cancer Agents. Front Pharmacol. 2016 Oct 7;7:361.

Lee C, Raffaghello L, Brandhorst S, Safdie FM, Bianchi G, Martin-Montalvo A, Pistoia V, Wei M, Hwang S, Merlino A, Emionite L, de Cabo R, Longo VD. Fasting cycles retard growth of tumors and sensitize a range of cancer cell types to chemotherapy. Sci Transl Med. 2012;4(124):124ra27; verfügbar online unter: stm.sciencemag.org/content/4/124/124ra27.long

Leelawat S, Leelawat K, Narong S, Matangkasombut O. The dual effects of delta(9)-tetrahydrocannabinol on cholangiocarcinoma cells: anti-invasion activity at low concentration and apoptosis induction at high concentration. Cancer Invest. 2010;28(4):357-63.

Levine ME, Suarez JA, Brandhorst S, Balasubramanian P, Cheng CW, Madia F, Fontana L, Mirisola MG, Guevara-Aguirre J, Wan J, Passarino G, Kennedy BK, Wei M, Cohen P, Crimmins EM, Longo VD. Low protein intake is associated with a major reduction in IGF-1, cancer, and overall mortality in the 65 and younger but not older population. Cell Metab. 2014;19(3):407-17; verfügbar online unter: www.ncbi.nlm.nih.gov/pmc/articles/PMC3988204

Ligresti A, Bisogno T, Matias I, De Petrocellis L, Cascio MG, Cosenza V, D'argenio G, Scaglione G, Bifulco M, Sorrentini I, Di Marzo V. Possible endocannabinoid control of colorectal cancer growth. Gastroenterology. 2003;125(3):677-87.

Ligresti A, Moriello AS, Starowicz K, Matias I, Pisanti S, De Petrocellis L, Laezza C, Portella G, Bifulco M, Di Marzo V. Antitumor activity of plant cannabinoids with emphasis on the effect of cannabidiol on human breast carcinoma. J Pharmacol Exp Ther. 2006;318(3):1375-87.

Linsalata M, Notarnicola M, Tutino V, Bifulco M, Santoro A, Laezza C, Messa C, Orlando A, Caruso MG. Effects of anandamide on polyamine levels and cell growth in human colon cancer cells. Anticancer Res. 2010;30(7):2583-9.

Lu Z, Xie J, Wu G, Shen J, Collins R, Chen W, Kang X, Luo M, Zou Y, Huang LJ, Amatruda JF, Slone T, Winick N, Scherer PE, Zhang CC. Fasting selectively blocks development of acute lymphoblastic leukemia via leptin-receptor upregulation. Nat Med. 2017;23(1):79-90.

Makarem N, Nicholson JM, Bandera EV, McKeown NM, Parekh N. Consumption of whole grains and cereal fiber in relation to cancer risk: a systematic review of longitudinal studies. Nutr Rev. 2016;74(6):353-73.

Marinac CR, Nelson SH, Breen CI, Hartman SJ, Natarajan L, Pierce JP, Flatt SW, Sears DD, Patterson RE. Prolonged Nightly Fasting and Breast Cancer Prognosis. JAMA Oncol. 2016;2(8):1049-55.

Martín-Banderas L, Muñoz-Rubio I, Prados J, Álvarez-Fuentes J, Calderón-Montaño JM, López-Lázaro M, Arias JL, Leiva MC, Holgado MA, Fernández-Arévalo M. In vitro and in vivo evaluation of Δ^9-tetrahidrocannabinol/PLGA nanoparticles for cancer chemotherapy. Int J Pharm. 2015;487(1-2):205-12.

McAllister SD, Christian RT, Horowitz MP, Garcia A, Desprez PY. Cannabidiol as a novel inhibitor of Id-1 gene expression in aggressive breast cancer cells. Mol Cancer Ther. 2007;6(11):2921-7.

McDonnell SL, Baggerly C, French CB, Baggerly LL, Garland CF, Gorham ED, Lappe JM, Heaney RP. Serum 25-Hydroxyvitamin D Concentrations ≥40 ng/ml Are Associated with >65% Lower Cancer Risk: Pooled Analysis of Randomized Trial and Prospective Cohort Study. PLoS One. 2016;11(4):e0152441.

McKallip RJ, Jia W, Schlomer J, Warren JW, Nagarkatti PS, Nagarkatti M. Cannabidiol-induced apoptosis in human leukemia cells: A novel role of cannabidiol in the regulation of p22phox and Nox4 expression. Mol Pharmacol. 2006;70(3):897-908.

McKallip RJ, Nagarkatti M, Nagarkatti PS. Delta-9-tetrahydrocannabinol enhances breast cancer growth and metastasis by suppression of the antitumor immune response. J Immunol. 2005;174(6):3281-9.

Meiri E, Jhangiani H, Vredenburgh JJ, Barbato LM, Carter FJ, Yang HM, Baranowski V. Efficacy of dronabinol alone and in combination with ondansetron versus ondansetron alone for delayed chemotherapy-induced nausea and vomiting. Curr Med Res Opin. 2007;23(3):533-43.

Melkonian SC, Daniel CR, Ye Y, Pierzynski JA, Roth JA, Wu X. Glycemic Index, Glycemic Load, and Lung Cancer Risk in Non-Hispanic Whites. Cancer Epidemiol Biomarkers Prev. 2016;25(3):532-9.

Munson AE, Harris LS, Friedman MA, Dewey WL, Carchman RA. Antineoplastic activity of cannabinoids. J Natl Cancer Inst. 1975;55(3):597-602; verfügbar online unter: http://files.iowamedicalmarijuana.org/science/cancer/Munson%2075.pdf

Nabissi M, Morelli MB, Offidani M, Amantini C, Gentili S, Soriani A, Cardinali C, Leoni P, Santoni G. Cannabinoids synergize with carfilzomib, reducing multiple myeloma cells viability and migration. Oncotarget. 2016;7(47):77543-77557; verfügbar online unter: https://www.ncbi.nlm.nih.gov/pmc/articles/PMC5363603/

Nabissi M, Morelli MB, Santoni M, Santoni G. Triggering of the TRPV2 channel by cannabidiol sensitizes glioblastoma cells to cytotoxic chemotherapeutic agents. Carcinogenesis. 2013 Jan;34(1):48-57.

Oesch S, Walter D, Wachtel M, Pretre K, Salazar M, Guzmán M, Velasco G, Schäfer BW. Cannabinoid receptor 1 is a potential drug target for treatment of translocation-positive rhabdomyosarcoma. Mol Cancer Ther. 2009;8(7):1838-45.

Onken J, Friesen C, Vajkoczy P, Misch M. Safety and Tolerance of D,L-Methadone in Combination with Chemotherapy in Patients with Glioma. Anticancer Res. 2017;37(3):1227-1235.

Orellana-Serradell O, Poblete CE, Sanchez C, Castellón EA, Gallegos I, Huidobro C, Llanos MN, Contreras HR. Proapoptotic effect of endocannabinoids in prostate cancer cells. Oncol Rep. 2015;33(4):1599-608.

Pérez-Gómez E, Andradas C, Blasco-Benito S, Caffarel MM, García-Taboada E, Villa-Morales M, Moreno E, Hamann S, Martín-Villar E, Flores JM, Wenners A, Alkatout I, Klapper W, Röcken C, Bronsert P, Stickeler E, Staebler A, Bauer M, Arnold N, Soriano J, Pérez-Martínez M, Megías D, Moreno-Bueno G, Ortega-Gutiérrez S, Artola M, Vázquez-Villa H, Quintanilla M, Fernández-Piqueras J, Canela EI, McCormick PJ, Guzmán M, Sánchez C. Role of cannabinoid receptor CB2 in HER2 pro-oncogenic signaling in breast cancer. J Natl Cancer Inst. 2015;107(6):djv077.

Pilon-Thomas S, Kodumudi KN, El-Kenawi AE, Russell S, Weber AM, Luddy K, Damaghi M, Wojtkowiak JW, Mulé JJ, Ibrahim-Hashim A, Gillies RJ. Neutralization of Tumor Acidity Improves Antitumor Responses to Immunotherapy. Cancer Res. 2016;76(6):1381-90.

Piomelli D. Pot of gold for glioma therapy. Nat Med. 2000;6(3):255-6.

Piper BJ, DeKeuster RM, Beals ML, Cobb CM, Burchman CA, Perkinson L, Lynn ST, Nichols SD, Abess AT. Substitution of medical cannabis for pharmaceutical agents for pain, anxiety, and sleep. J Psychopharmacol. 2017;31(5):569-575.

Portenoy RK, Ganae-Motan ED, Allende S, Yanagihara R, Shaiova L, Weinstein S, McQuade R, Wright S, Fallon MT. Nabiximols for opioid-treated cancer patients with poorly-controlled chronic pain: a randomized, placebo-controlled, graded-dose trial. J Pain. 2012;13(5):438-49.

Preet A, Ganju RK, Groopman JE. Delta9-Tetrahydrocannabinol inhibits epithelial growth factor-induced lung cancer cell migration in vitro as well as its growth and metastasis in vivo. Oncogene. 2008;27(3):339-46.

Ramer R, Hinz B. Antitumorigenic targets of cannabinoids - current status and implications. Expert Opin Ther Targets. 2016;20(10):1219-35.

Ramer R, Merkord J, Rohde H, Hinz B. Cannabidiol inhibits cancer cell invasion via upregulation of tissue inhibitor of matrix metalloproteinases-1. Biochem Pharmacol. 2010;79(7):955-66.

Ramer R, Rohde A, Merkord J, Rohde H, Hinz B. Decrease of plasminogen activator inhibitor-1 may contribute to the anti-invasive action of cannabidiol on human lung cancer cells. Pharm Res. 2010;27(10):2162-74.

Refolo MG, D'Alessandro R, Malerba N, Laezza C, Bifulco M, Messa C, Caruso MG, Notarnicola M, Tutino V. Anti Proliferative and Pro Apoptotic Effects of Flavonoid Quercetin Are Mediated by CB1 Receptor in Human Colon Cancer Cell Lines. J Cell Physiol. 2015;230(12):2973-80.

Regelson W, Butler JR, Schulz J, Kirk T, Peek L, Green ML, Zalis MO. Tetrahydrocannbinol as an effective antidepressant and appetite-stimulating agent in advanced cancer patients. In: Braude MC, Szara S, eds. The pharmacology of marihuana. Raven Press: New York: 1976;763-776.

Romano B, Borrelli F, Pagano E, Cascio MG, Pertwee RG, Izzo AA. Inhibition of colon carcinogenesis by a standardized Cannabis sativa extract with high content of cannabidiol. Phytomedicine. 2014;21(5):631-9.

Saghafi N, Lam DK, Schmidt BL. Cannabinoids attenuate cancer pain and proliferation in a mouse model. Neurosci Lett. 2011;488(3):247-51.

Saladores P, Mürdter T, Eccles D, Chowbay B, Zgheib NK, Winter S, Ganchev B, Eccles B, Gerty S, Tfayli A, Lim JS, Yap YS, Ng RC, Wong NS, Dent R, Habbal MZ, Schaeffeler E, Eichelbaum M, Schroth W, Schwab M, Brauch H. Tamoxifen metabolism predicts drug concentrations and outcome in premenopausal patients with early breast cancer. Pharmacogenomics J. 2015;15(1):84-94.

Scott KA, Dalgleish AG, Liu WM. The combination of cannabidiol and Δ9-tetrahydrocannabinol enhances the anticancer effects of radiation in an orthotopic murine glioma model. Mol Cancer Ther. 2014;13(12):2955-67.

Scott KA, Dalgleish AG, Liu WM. The combination of cannabidiol and Δ9-tetrahydrocannabinol enhances the anticancer effects of radiation in an orthotopic murine glioma model. Mol Cancer Ther. 2014;13(12):2955-67.

Semenov VV, Tsyganov DV, Semenova MN, Chuprov-Netochin RN, Raihstat MM, Konyushkin LD, Volynchuk PB, Marusich EI, Nazarenko VV, Leonov SV, Kiselyov AS. Efficient Synthesis of Glaziovianin A Isoflavone Series from Dill and Parsley Extracts and Their in Vitro/in Vivo Antimitotic Activity. J Nat Prod. 2016;79(5):1429-38.

Sidney S, Quesenberry CP Jr, Friedman GD, Tekawa IS. Marijuana use and cancer incidence. Cancer Causes Control. 1997;8(5):722-8.

Siegmund-Schultze N, Zylka-Menhorn V, Leinmüller R, Meyer R. Hormontherapie und Brustkrebs: Ein Blick auf die aktuelle Datenlage. Dtsch Arztebl 2008; 105(6): A-260 / B-234 / C-230.

Singer E, Judkins J, Salomonis N, Matlaf L, Soteropoulos P, McAllister S, Soroceanu L. Reactive oxygen species-mediated therapeutic response and resistance in glioblastoma. Cell Death Dis. 2015;6:e1601.

Singh Y, Bali C. Cannabis extract treatment for terminal acute lymphoblastic leukemia with a Philadelphia chromosome mutation. Case Rep Oncol. 2013;6(3):585-92.

Sredni ST, Huang CC, Suzuki M, Pundy T, Chou P, Tomita T. Spontaneous involution of pediatric low-grade gliomas: high expression of cannabinoid receptor 1 (CNR1) at the time of diagnosis may indicate involvement of the endocannabinoid system. Childs Nerv Syst. 2016;32(11):2061-2067.

Thomas AA, Wallner LP, Quinn VP, Slezak J, Van Den Eeden SK, Chien GW, Jacobsen SJ. Association between cannabis use and the risk of bladder cancer: results from the California Men's Health Study. Urology. 2015;85(2):388-92.

Torres S, Lorente M, Rodríguez-Fornés F, Hernández-Tiedra S, Salazar M, García-Taboada E, Barcia J, Guzmán M, Velasco G. A combined preclinical therapy of cannabinoids and temozolomide against glioma. Mol Cancer Ther. 2011;10(1):90-103.

Vara D, Morell C, Rodríguez-Henche N, Diaz-Laviada I. Involvement of PPARγ in the antitumoral action of cannabinoids on hepatocellular carcinoma. Cell Death Dis. 2013;4:e618.

Vara D, Salazar M, Olea-Herrero N, Guzmán M, Velasco G, Díaz-Laviada I. Anti-tumoral action of cannabinoids on hepatocellular carcinoma: role of AMPK-dependent activation of autophagy. Cell Death Differ. 2011;18(7):1099-111.

Vega-Riveroll L, Rojas-Aquirre J, Romero-Romo J, Delgado G, Mondragon P, Aceves C. Apoptotic and antiproliferative effects of iodine supplements on human breast cancer tumors. Thyroid Suppl ATA 2007:112. Zitiert nach: Gärtner R. Hat Jod eine Bedeutung in der Prävention und adjuvanten Therapie von Brustkrebs? DZO 2009;41:53–56

Velasco G, Sánchez C, Guzmán M. Anticancer mechanisms of cannabinoids. Curr Oncol. 2016;23(2):S23-32. Verfügbar online unter: www.ncbi.nlm.nih.gov/pmc/articles/PMC4791144

Waissengrin B, Urban D, Leshem Y, Garty M, Wolf I. Patterns of use of medical cannabis among Israeli cancer patients: a single institution experience. J Pain Symptom Manage. 2015;49(2):223-30.

Wang J, Xu Y, Zou Y, Zhu L, Dong B, Huang J, Chen Y, Xue W, Huang Y, Kong W, Zhang J. Overexpression of cannabinoid receptor 1 promotes renal cell carcinoma progression. Tumour Biol, 18. Okrober 2016 [im Druck].

Whyte DA, Al-Hammadi S, Balhaj G, Brown OM, Penefsky HS, Souid AK. Cannabinoids inhibit cellular respiration of human oral cancer cells. Pharmacology. 2010;85(6):328-35.

Wu X, Han L, Zhang X, Li L, Jiang C, Qiu Y, Huang R, Xie B, Lin Z, Ren J, Fu J. Alteration of endocannabinoid system in human gliomas. J Neurochem. 2012;120(5):842-9.

Xian XS, Park H, Cho YK, Lee IS, Kim SW, Choi MG, Chung IS, Han KH, Park JM. Effect of a synthetic cannabinoid agonist on the proliferation and invasion of gastric cancer cells. J Cell Biochem. 2010;110(2):321-32.

Xu X, Liu Y, Huang S, Liu G, Xie C, Zhou J, Fan W, Li Q, Wang Q, Zhong D, Miao X. Overexpression of cannabinoid receptors CB1 and CB2 correlates with improved prognosis of patients with hepatocellular carcinoma. Cancer Genet Cytogenet. 2006;171(1):31-8.

Zhu LX, Sharma S, Stolina M, Gardner B, Roth MD, Tashkin DP, Dubinett SM. Delta-9-tetrahydrocannabinol inhibits antitumor immunity by a CB2 receptor-mediated, cytokine-dependent pathway. J Immunol. 2000;165(1):373-80.

Informationsquellen

- Gesellschaft für Biologische Krebsabwehr e.V. (GfBK) *www.biokrebs.de*
- Krebsgesellschaft Nordrhein-Westfalen e.V. *www.komplementaermethoden.de*
- National Cancer Institute zu Cannabis in der Krebstherapie *www.cancer.gov/about-cancer/treatment/cam/hp/cannabis-pdq*
- Praxis Dr. Franjo Grotenhermen *www.dr-grotenhermen.de*

Für Ärzte:

Deutsche Zeitschrift für Onkologie *www.thieme.de/de/deutsche-zeitschrift-onkologie/profil-6957.htm*

Patienten-Organisationen

Deutschland:

Selbsthilfenetzwerk Cannabis als Medizin (SCM), *www.selbsthilfenetzwerk-cannabis-medizin.de*

Schweiz:

Schweizer Arbeitsgruppe für Cannabinoide in der Medizin (SACM), *www.stcm.ch*

Medical Cannabis Club Zürich, *www.medcan.ch*

Österreich:

Arbeitsgemeinschaft Cannabis als Medizin (ARGE CAM), Dr. Kurt Blaas, *www.cannabismedizin.at*

Arge Canna, Patienteninitiative, *www.arge-canna.at*

So können Sie auch anderen helfen

Zwei Euro vom Verkaufspreis dieses Buches gehen an drei Projekte, an denen Franjo Grotenhermen beteiligt ist:

- Arbeitsgemeinschaft Cannabis als Medizin e.V. (ACM), *www.arbeitsgemeinschaft-cannabis-medizin.de*
- Internationale Arbeitsgemeinschaft für Cannabinoidmedikamente e.V. (IACM), *www.cannabis-med.org*
- Medical Cannabis Declaration e.V. (MCD), *www.medical-cannabis-declaration.org*

Mit dem Kauf des Buches unterstützen Sie auf diese Weise vielfältige Aktivitäten und die Forschung zu Cannabis und Cannabinoiden.

Über den Autor

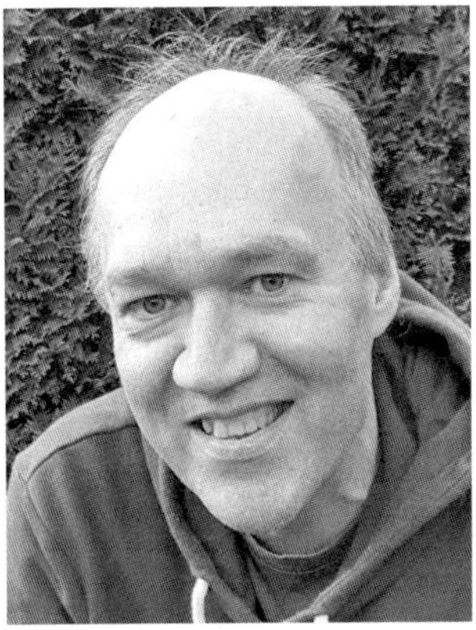

Franjo Grotenhermen, Jg. 1957, Studium der Medizin, Promotion zum Dr. med. in Köln. Klinische Tätigkeit in Innerer Medizin, Chirurgie und Naturheilverfahren. Ärztliche Praxis in Rüthen (NRW) mit dem Schwerpunkt Therapie mit Cannabis und Cannabinoiden. Grotenhermen ist Vorsitzender der Arbeitsgemeinschaft Cannabis als Medizin e.V. (ACM), Geschäftsführer der Internationalen Arbeitsgemeinschaft für Cannabinoidmedikamente (IACM) und Vorsitzender der Medical Cannabis Declaration e.V. (MCD) sowie Autor der IACM-Informationen, die 14-täglich in mehreren Sprachen auf der Internetseite der IACM erscheinen. Grotenhermen ist Mitarbeiter des Kölner nova-Instituts in der Abteilung nachwachsende Rohstoffe und Autor einer Vielzahl von Artikeln und Büchern zum therapeutischen Potenzial der Hanfpflanze und der Cannabinoide, ihrer Pharmakologie und Toxikologie.

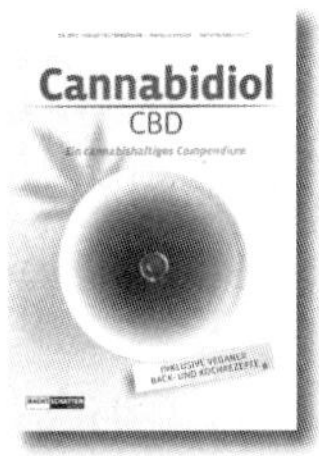

Franjo Grotenhermen, Markus Berger, K. Gebhardt

Cannabidiol CBD

Ein cannabishaltiges Compendium

Das Buch vermittelt den aktuellen Stand zum therapeutischen Potential von Cannabidiol (CBD) sowie seiner Verwendung in Theorie und Praxis.

ISBN 978-3-03788-369-3, 160 Seiten, 17x24,5cm, durchgehend 4-farbig, Hardcover

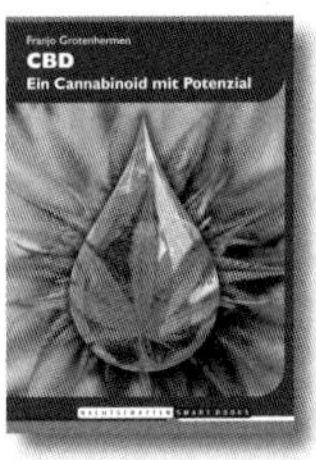

Franjo Grotenhermen

CBD

Ein Cannabinoid mit Potenzial

Dieses Smart-Book widmet sich dem nicht psychoaktiven Cannabinoid CBD (Cannabidiol) und informiert zuverlässig über den vielfältigen medizinischen Nutzen und die mögliche Anwendung dieses vielversprechenden Cannabiswirkstoffs.

ISBN 978-3-03788-537-6, ca. 120 Seiten, Format DIN A6, Broschur

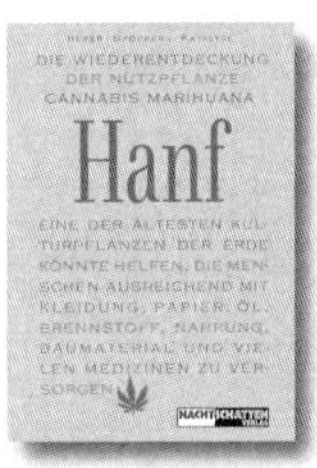

Jack Herer, Mathias Bröckers

Die Wiederentdeckung der Nutzpflanze Hanf

Eine der ältesten Kulturpflanzen der Erde könnte helfen, die Menschen ausreichend mit Kleidung, Papier, Öl, Brennstoff, Nahrung, Baumaterial und vielen Medizinen zu versorgen.

ISBN 978-3-03788-181-1, 526 Seiten, 17 x 23,7 cm, Hardcover

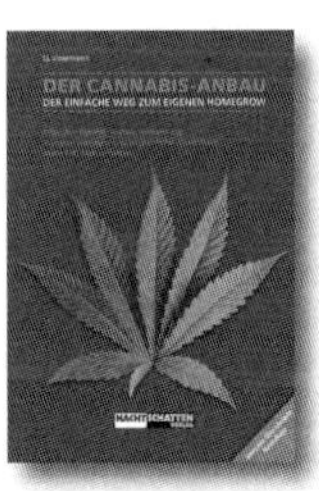

LL Lizermann

Der Cannabis-Anbau

Der einfache Weg zum eigenen Homegrow

In diesem Buch wird der Leser wird im Do-it-yourself – Verfahren durch alle Phasen des Anbaus geführt.

ISBN 978-3-03788-134-7, 160 Seiten, 14 x 21 cm, s/w-Fotos, Broschur

NACHTSCHATTEN VERLAG

Nachtschatten Verlag AG
Kronengasse 11
CH-4500 Solothurn
www.nachtschattenverlag.ch
info@nachtschatten.ch

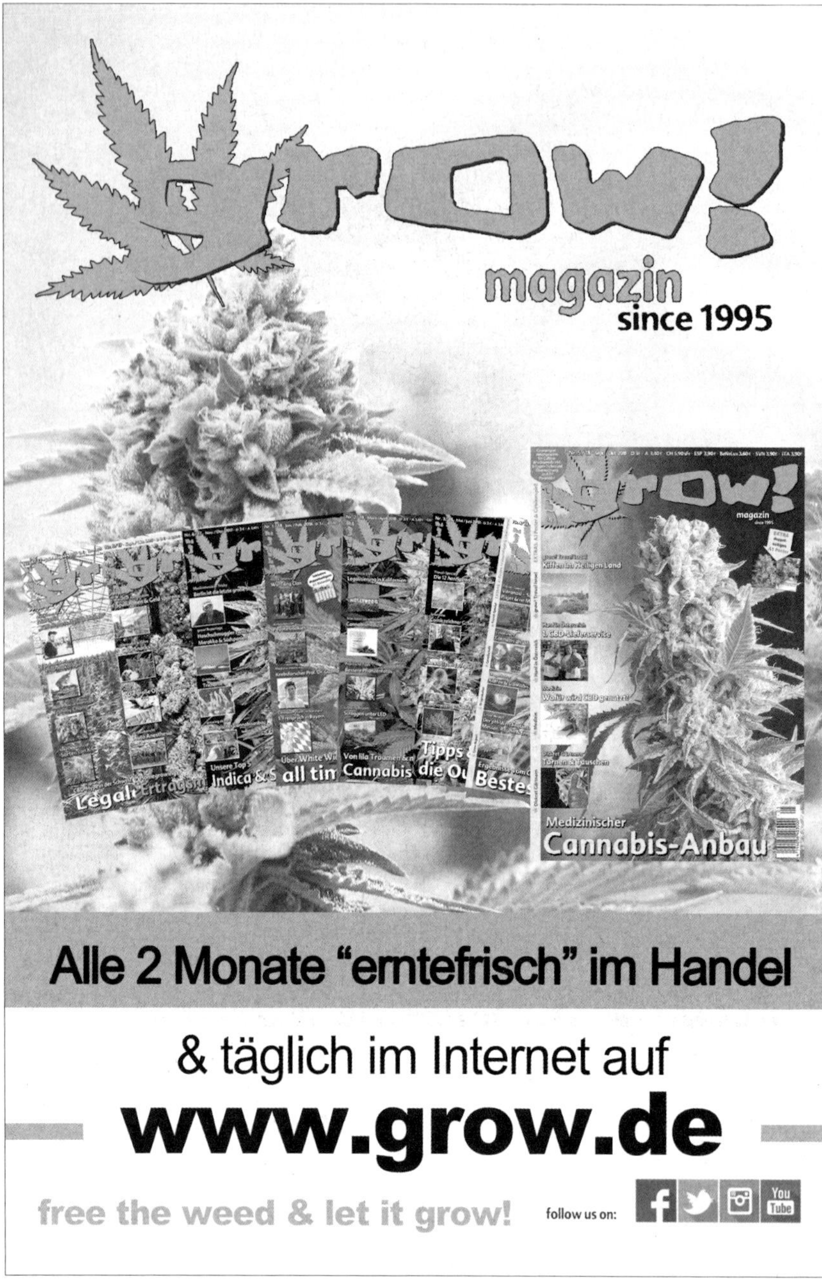
grow!
magazin
since 1995
Medizinischer
Cannabis-Anbau
Alle 2 Monate "erntefrisch" im Handel
& täglich im Internet auf
www.grow.de
free the weed & let it grow!
follow us on:

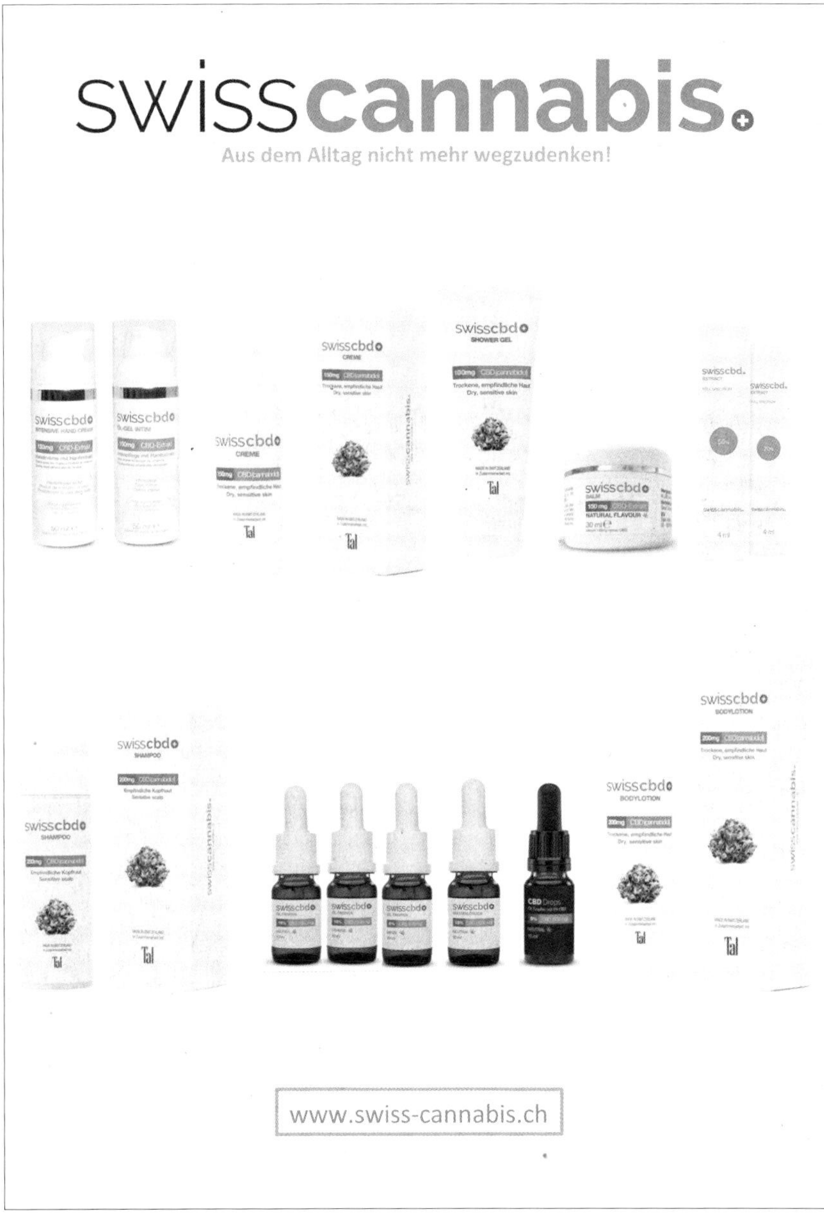
swisscannabis.
Aus dem Alltag nicht mehr wegzudenken!
www.swiss-cannabis.ch

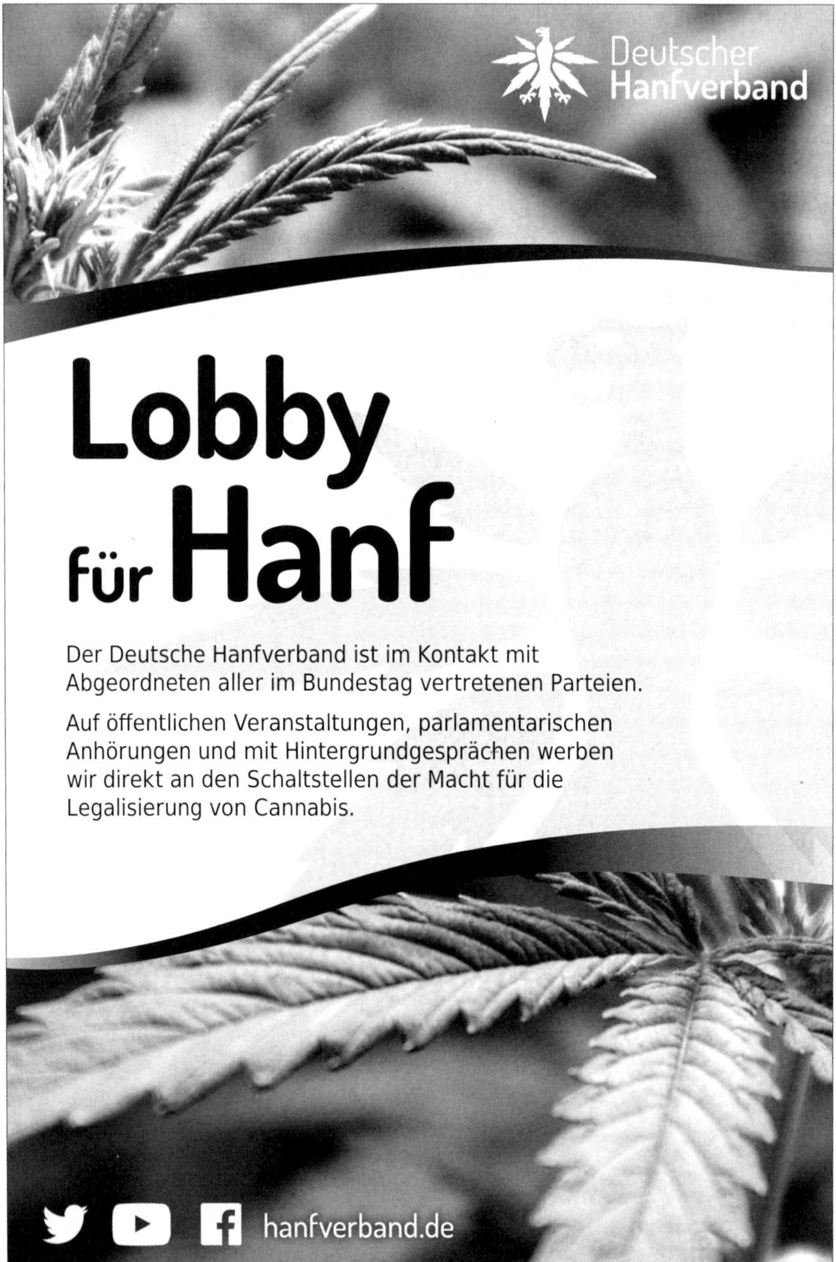
Deutscher
Hanfverband
Lobby
für Hanf
Der Deutsche Hanfverband ist im Kontakt mit Abgeordneten aller im Bundestag vertretenen Parteien.
Auf öffentlichen Veranstaltungen, parlamentarischen Anhörungen und mit Hintergrundgesprächen werben wir direkt an den Schaltstellen der Macht für die Legalisierung von Cannabis.
hanfverband.de